医学美育

（供医药卫生类专业用）

U0232833

主　编　赵树才　姜　一

副主编　赵博鑫　张　薇

编　者　（以姓氏笔画为序）

王亚全（河北师范大学）

毛　犇（承德护理职业学院）

朱书钲（重庆医药高等专科学校）

张　薇（重庆三峡医药高等专科学校）

张姝婷（大庆医学高等专科学校）

陈　蕾（曲靖医学高等专科学校）

赵文晴（天津市建筑工程职工大学）

赵树才（承德护理职业学院）

赵博鑫（黑龙江护理高等专科学校）

姜　一（承德医学院）

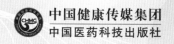
中国健康传媒集团
中国医药科技出版社

内 容 提 要

本教材是"全国高等职业院校护理类专业第二轮教材"之一，系根据本套教材编写原则与要求及本课程教学大纲编写而成。全书包括八章内容：绪论、医学美学、人体美与医学人体美、自然美、社会美、艺术美、科学美与技术美、医护职业精神美的塑造等。本教材为书网融合教材，即纸质教材有机融合电子教材、教学配套资源（PPT、图片等）、数字化教学服务（在线教学、在线作业、在线考试），使教学资源更加多样化、立体化。

本教材可供全国中高职衔接五年贯通制、三年制中专、高等职业院校医药卫生类专业师生教学使用，也可作为相关从业人员的参考用书。

图书在版编目（CIP）数据

医学美育/赵树才，姜一主编．—北京：中国医药科技出版社，2023.1

全国高等职业院校护理类专业第二轮教材

ISBN 978-7-5214-3545-0

Ⅰ.①医…　Ⅱ.①赵…②姜…　Ⅲ.①医学美学－高等职业教育－教材　Ⅳ.①R-02

中国国家版本馆CIP数据核字（2023）第001751号

美术编辑　陈君杞

版式设计　友全图文

出版　**中国健康传媒集团** | 中国医药科技出版社

地址　北京市海淀区文慧园北路甲22号

邮编　100082

电话　发行：010-62227427　邮购：010-62236938

网址　www.cmstp.com

规格　889×1194 mm $\frac{1}{16}$

印张　9 $\frac{1}{4}$

字数　253千字

版次　2023年1月第1版

印次　2023年1月第1次印刷

印刷　三河市万龙印装有限公司

经销　全国各地新华书店

书号　ISBN 978-7-5214-3545-0

定价　**40.00元**

获取新书信息、投稿、为图书纠错，请扫码联系我们。

为贯彻落实《国家职业教育改革实施方案》《职业教育提质培优行动计划（2020—2023年)》《关于推动现代职业教育高质量发展的意见》等有关文件精神，不断推动职业教育教学改革，对标国家健康战略、对接医药市场需求、服务健康产业转型升级，支撑高质量现代职业教育体系发展的需要，中国医药科技出版社在教育部、国家药品监督管理局的领导下，在本套教材建设指导委员会主任委员西安交通大学医学部李小妹教授，以及长春医学高等专科学校、江苏医药职业学院、江苏护理职业学院、益阳医学高等专科学校、山东医学高等专科学校、遵义医学高等专科学校、长沙卫生职业学院、重庆医药高等专科学校、重庆三峡医药高等专科学校、漯河医学高等专科学校、皖西卫生职业学院、辽宁医药职业学院、天津生物工程职业技术学院、承德护理职业学院、楚雄医药高等专科学校等副主任委员单位的指导和顶层设计下，通过走访主要院校对2018年出版的"全国高职高专院校护理类专业'十三五'规划教材"进行了广泛征求意见，有针对性地制定了第二版教材的出版方案，旨在赋予再版教材以下特点。

1. 强化课程思政，体现立德树人

坚决把立德树人贯穿、落实到教材建设全过程的各方面、各环节。教材编写应将价值塑造、知识传授和能力培养三者融为一体，在教材专业内容中渗透我国医疗卫生事业人才培养需要的有温度、有情怀的职业素养要求，着重体现加强救死扶伤的道术、心中有爱的仁术、知识扎实的学术、本领过硬的技术、方法科学的艺术的教育，为人民培养医德高尚、医术精湛的健康守护者。

2. 体现职教精神，突出必需够用

教材编写坚持现代职教改革方向，体现高职教育特点，根据《高等职业学校专业教学标准》《职业教育专业目录（2021)》要求，以人才培养目标为依据，以岗位需求为导向，进一步优化精简内容，落实必需够用原则，以培养满足岗位需求、教学需求和社会需求的高素质技能型人才准确定位教材。

3. 坚持工学结合，注重德技并修

本套教材融入行业人员参与编写，强化以岗位需求为导向的理实教学，注重理论知识与岗位需求相结合，对接职业标准和岗位要求。在教材正文适当插入临床案例，起到边读边想、边读边悟、边读边练，做到理论与临床相关岗位相结合，强化培养学生临床思维能力和操作能力。

4. 体现行业发展，更新教材内容

教材建设要根据行业发展要求调整结构、更新内容。构建教材内容应紧密结合当前临床实际要求，注重吸收临床新技术、新方法、新材料，体现教材的先进性。体现临床程序贯穿于教学的全过程，培养学生的整体临床意识；体现国家相关执业资格考试的有关新精神、新动向和新要求；满足以学生为中心而开展的各种教学方法的需要，充分发挥学生的主观能动性。

5. 建设立体教材，丰富教学资源

依托"医药大学堂"在线学习平台搭建与教材配套的数字化资源（数字教材、教学课件、图片、视频、动画及练习题等），丰富多样化、立体化教学资源，并提升教学手段，促进师生互动，满足教学管理需要，为提高教育教学水平和质量提供支撑。

本套教材凝聚了全国高等职业院校教育工作者的集体智慧，体现了凝心聚力、精益求精的工作作风，谨此向有关单位和个人致以衷心的感谢！

尽管所有参与者尽心竭力、字斟句酌，教材仍然有进一步提升的空间，敬请广大师生提出宝贵意见，以便不断修订完善！

数字化教材编委会

主　编　赵树才　姜　一
副主编　赵博鑫　张　薇
编　者　（以姓氏笔画为序）
　　　　王亚全（河北师范大学）
　　　　毛　犇（承德护理职业学院）
　　　　朱书铊（重庆医药高等专科学校）
　　　　张　薇（重庆三峡医药高等专科学校）
　　　　张姝婷（大庆医学高等专科学校）
　　　　陈　蕾（曲靖医学高等专科学校）
　　　　赵文晴（天津市建筑工程职工大学）
　　　　赵树才（承德护理职业学院）
　　　　赵博鑫（黑龙江护理高等专科学校）
　　　　姜　一（承德医学院）

前言 PREFACE

　　美育是审美教育、情操教育和心灵教育，在德、智、体、美、劳诸育中具有基础性、融合性、促进性地位，对实现学生全面发展发挥着重要作用。随着美育被纳入学校人才培养全过程，全面开设美育课程，对美育教材的要求越来越高。为适应医药卫生类各专业美育教学和学生学习需要，以构建学校"五育并举"育人体系、提高学生审美和人文素养为目标，以更好地服务于职业教育教学改革、推进精品教材的建设为方向，以培养高素质医学护理专业人才、服务健康中国战略为目的，我们组织编写这本《医学美育》教材。

　　本教材共分八章：第一、二章重点讲解美、医学美的基础理论和美育的目标意义等；第三、四、五、七章重点讲解医学人体美、自然美、社会美及科技美的基本理论知识及审美实践指导；第六章以八门艺术公共课内容为主，侧重音乐、舞蹈、绘画、雕塑、戏曲、书法、影视、设计、文字、辞章等艺术的基础知识及作品欣赏；第八章着重对医护职业美塑造进行阐述。本教材突出创新性、普及性、实用性和特色性，加强课程内容与学生职业需求之间的联系，完善章节内容设置，将价值塑造、知识传授和能力培养三者融为一体；注重价值引领，以美育人、以美化人、以美培元；注重知识传授，使学生知道美是什么、美在哪里、如何审美、如何获得美等基本知识和概念；注重实践应用，培养学生发现、感知和创造美的能力，启发学习艺术的兴趣，培养学生特长和健康向上的爱好；注重医美融合，美育与医护专业的融合，将专业课中美的元素引入教材内容，实现美育精神与职业精神相融通，为人民培养医德高尚、医术精湛的健康守护者。本教材为书网融合教材，即纸质教材有机融合电子教材、教学配套资源（PPT、图片等）、数字化教学服务（在线教学、在线作业、在线考试）。

　　本教材编写人员均为在医药卫生职业院校多年从事美育和艺术专业的教师，具体编写分工如下：赵博鑫编写第一章，赵树才编写第二章，姜一编写第三章，陈蕾编写第四章，毛犇编写第五章，赵文晴、张姝婷编写第六章，朱书铚编写第七章，张薇编写第八章，王亚全制作提供了部分图片、视频、微课等数字素材。

　　本教材可供全国中高职衔接五年贯通制、三年制中专、高等职业院校医药卫生类专业师生教学使用，也可作为相关从业人员的参考用书。

　　本教材编写得到各编者院校领导的大力支持，各位编者老师倾注了大量心血，也参阅借鉴了有关专家的大量著作与研究成果，未能一一注明，在此谨向有关作者致谢！由于编者水平所限，本书难免有疏漏之处，敬请专家、同仁和广大读者批评指正，以便修订时完善。

编　者

2022 年 9 月

CONTENTS **目录**

第一章 绪 论

PPT

⊙← 学习目标

1.通过本章学习，重点把握美育的含义和特点；美育的作用及医学生学习美育的意义。

2.学会美育理论知识，并能够将其运用到医护实践工作中；具有审美情感和审美感受能力。

热爱生活的人，总能表现出对美的渴望与追求。在高速发展的今天，人们的这种精神需求表现得更为强烈。美学作为研究人与现实之间审美关系的科学，它的产生离不开美，离不开人们审美实践的积累，离不开相关学科的发展。医学生应学习美学知识，以树立正确的审美观点，培养健康的审美情趣，使自己成为全面发展的实用型人才。

第一节 美与美学

一、美的起源

鲁迅说："美为人而存在。"也就是说，美总是与人类、人类社会有密切关系的。美是人类社会实践的产物。人类的发展就是不断地从自然界和社会中争得自由的过程，因而也是不断创造美的过程。要探究美的产生，也只能从它与人类、人类社会的关系中去寻找答案。

1.劳动实践创造了具有形式美的工具　人类主要的社会实践是劳动，从旧石器时代到新石器时代的过程中，人们学会了如何制造和使用工具。劳动工具的使用是人与猿相区别的标志。早期的原始社会中，为了能够更好地与大自然抗衡，获取食物，聪明的人类开始使用工具对果实进行采摘、对猎物进行捕杀以及抵御野兽的侵袭。人类最早使用的工具只是一些天然的石块与木棍。在这个过程当中，人类也学会了就地取材，利用各种各样的石块作为工具，走上了征服自然的道路。随着劳动活动的深入，人们产生了改进工具的想法，而每一次改进工具的活动，客观上都是在进行着工具美的创造。在"北京人"时期，人们使用的石器还十分原始，往往只是将砾石稍加敲击修整，使其成为薄刃或成尖状器（图1-1a）。因此，这时的劳动工具并未定型，也无具体用法的分工。而到了"河套人"和"周口店"时期，部分石器中已出现各种刮削器，并开始有简单的分类和较固定的形状。到了"山顶洞人"时期，由于磨制和钻孔技术的应用，石器更趋复杂化、多样化，也更整齐、规则和定型了（图1-1b）。随着劳动工具的改进带来的劳动效益的提高，人们逐渐形成了普遍的概念：凡是形状规则、结构匀称、外表光滑且锋利的工具，不仅使用起来顺手，看起来也美观，于是原始的物质产品——劳动工具的美就逐渐形成了。

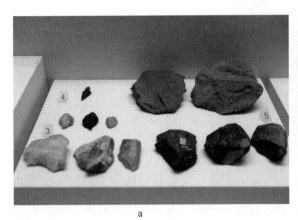
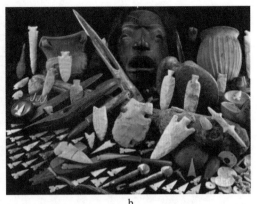

图1-1　旧石器

2.劳动实践使生产动作、过程艺术化　劳动实践使整个生产过程、劳动动作由过去单纯的功利目的演变为同时具有审美目的。请看一看爱斯基摩人是怎样猎取海豹的：狩猎者伏在地上向海豹爬去，他竭力像海豹那样昂起头来，模仿它的一切动作，等到悄悄地接近它之后，最后才向它射击。这样的狩猎方式捕获率就较高。为再现狩猎过程，狩猎者模拟这些动作，创作了一种原始舞蹈。通过学习、操练、回忆、模拟物质生产活动，舞蹈既能向其他成员传授狩猎技术，又可娱乐部落成员，组织、协调、集中原始人类的群体生活。这说明生产劳动实践推动了思想与感情的产生，同时推动了审美意识的产生，这也是原始艺术发生的直接动因。这些原始艺术在当时本身就是作为劳动过程的一部分来进行的。

3.劳动实践使劳动产品审美化　原始居民在长期劳动实践中创造的各类产品，最初纯粹是为了实用，如陶器、房屋等。各类陶器本是为盛放各种物品而制作的，后来在上面竟刻画了许多精美的图案，增添了不少出于美观考虑的花纹，生产后进一步加工成了有价值的艺术品，于是精美的彩陶就出现了。人们为了挡风遮雨，最早栖身洞穴，后来用木头、树皮、茅草、石块搭盖窝棚，逐步发展成如鸟翼般的飞檐式宫殿，审美的程度得到加强。正是长期的劳动实践促成了各类劳动产品由单纯的实用性到实用与审美相结合的转变。所有劳动产品都是按美的规律进行创造的，使一部分劳动产品成为真正的艺术品。不仅求有用，而且求美观，如进一步精益求精地加以追求，一部分劳动产品就能够成为真正的艺术品。在河南仰韶文化和西安半坡文化的遗址中，陶器的图案、纹饰、造型异常丰富，有几何图形、动植物花纹，形态逼真、栩栩如生，具有浓厚的生活气息和审美价值。

二、美的特征

（一）形象性

美是能显示人本质力量的具体事物。美的形象性既包括形式因素，又包括内容因素，是形式与内容的有机统一。离开了形象，美也就无法显现；离开了特定的声、色、光、形等感性形式，人们也无法感受到美。

1.自然美　其形象美偏重于形式因素。如花是美的，指的是一定的具体的花，而不是抽象的花，它的美也必须通过具体的花茎、花蕊、花瓣以及花的各种颜色表现出来。如果离开了这些由物质材料所构成的感性形式，花就成了一个抽象的概念，那就谈不上什么美与不美了。再如大海的碧波荡漾、森林的郁郁苍苍、小鸟的啁啾等，这一切都有其形状、颜色、声音等感性形式，人总是通过这些感性形式看到它们、听到它们，它们无一不是具体可感的。

2.社会美　其形象美偏重于生活内容。雷锋精神的美，是从他平凡而伟大的事迹中，即他的言行所感知的，以具体的全心全意为人民服务的思想和行为凝聚而成。

3.艺术美　是形式与内容相统一。艺术家按照审美理想，借用一定的物质媒介，把审美意识物态化，因此，艺术家总是将主观情感融于客观性之中。鲁迅曾讲："看一件艺术品，表面上看是一幅画，一座雕像，实际是艺术家人格的表现。"罗丹面对古希腊维纳斯的塑像发出赞叹，他认为是艺术家赋予这雕像生命，抚摸这座雕像的时候，几乎觉得是温暖的。

形象性是构成美的前提，所以德国美学家黑格尔说："美的生命在于显现""它只能在形象中见出"。但有了形象性并不等于就有了美，只有那些赏心悦目、引人向上的具体形象，才是美的。

（二）感染性

美的感染性是指美的事物所具有的吸引人、激励人、愉悦人的特性，是指美的事物能够引起审美主体的感情波动或思绪变迁的特性。比如，每个热爱祖国的人，每当看到迎风招展的五星红旗时，便自然而然地产生一种蓬勃向上的情绪和作为一个中国人的自豪。因为我们的五星红旗是成千上万的先烈用鲜血和生命换来的，它象征着自由、解放，标志着我们国家的尊严和民族的团结。如果没有这些内容，我们的五星红旗就不会有那么强烈的感染力。抗日战争时期，一首岳飞的《满江红》感动了无数有良知的中国人，他们从铿锵的音韵、奔放有力的诗句中感受到了爱国主义的召唤，为此，义无反顾地走上战场，慷慨赴死，为国捐躯。美不是直接诉诸人的理智，而是诉诸人的情感，以情感人、以情励人、以情悦人，这就使美获得了感染性。

美的感染性，既来自通过感性形式显示出来的人的本质力量，又来自显示人本质力量的感性形式。五星红旗因其所蕴含的内容而具有强烈的感人力量，但是若没有形式上的色彩美、图案美，其感染性就会丧失殆尽。所以，美是一个整体，内容和形式相互依存、相互统一。

（三）客观性

美的客观性是指审美对象具有不以主体意志为转移的美的属性，包括美的自然属性和社会属性。马克思说："我们现实生活里直接体验到的、不以我们的意志为转移的、丰富多彩、有声有色、有形有相的世界就是真实存在的世界。"这个客观存在的美的世界就是物质世界。

1.美的自然属性　主要是指美的事物的物理属性及外部特征，秀美的西湖和雄秀的峨眉山，有声有色、有形有体的客观存在，由于其自然构景的客观要素不同而造成不同的审美特征。从人类制造和使用第一把石器的原始劳动到今天利用电脑网络进行现代化劳动，其中形态各异的石器、陶器、青铜器、铁器、瓷器以及现代的各种精密器具，都是客观的物质存在，通过声、色、光、线、形、体、质地等及其构成关系，以感性的光辉展示着美。

2.美的社会属性　主要是指美的事物在特定社会关系和社会活动中的地位及其作用，它体现了美的事物与人们生活实践的内在联系，因而具有社会属性。马克思所说："社会的进步，就是人类对美的追求的结晶。"从原始先民的插挂鸟羽兽骨到今天佩带的金银首饰，它所经历的变化，都深深打上了社会历史发展的印记，美的变化无不依赖于人类社会。只有随着人类实践活动的发展，以及人的本质力量在对象世界中的不断展开，美才能不断地丰富发展起来。

美虽然可以离开某些或某个具体欣赏者的感受而独立存在，但美绝对不能离开社会实践的主体——人，不能离开人类社会。

（四）社会功利性

美的社会功利是指美的事物具有某种对人类有益的实用价值，是与美的社会内容相联系的内在属性，人类之所以需要美、追求美，是因为它对自身有用。从表面上看，美是超功利的，但在一般情况下，人们面对美的事物，往往不进行自觉的功利考虑。这种功利性往往是隐蔽的、曲折的、不为审美主体所察觉的。主要体现在精神享受上。一件衣服，虽然首先要考虑它的使用价值，但人们之所以讲究款式、颜色，其重要原因是要使人在精神上得到愉悦和满足。在远古，原始人只对狩猎的动物和采集的植物感兴趣，山花野草尚不是审美对象。后来随着人类实践的深入，人们发现自然除了物质功利之外，还可作为休息、娱乐、观赏的对象，这时山水诗、山水画开始兴盛，怡情山水才成了时尚。

蔡元培先生说："马牛，人之所利用者；而戴嵩所画之牛，韩干所画之马，决无对之而作服乘之想者。狮虎，人之所畏也，而卢沟桥之石狮，神虎桥之石虎，决无对之而生搏噬之恐者。"实际上，美的功利性是隐藏于美的形象之后，为审美者所难以直接察觉的。生活美是人类社会生活的美，艺术美是反映社会生活美的。尤其是各式各样的艺术作品，更要考虑到人们的精神需要，但是，也决不意味着美与经济适用可以完全脱离，它们之间有非常密切的关系。从历史上看，人们首先注重的是物的使用价值，然后才是审美价值。著名美学史学家普列汉诺夫说过："使用价值是先于审美价值的，但是一定的东西在原始人的眼中一旦获得了某种价值之后，他就力求仅仅为了这一价值去获得这些东西，而忘掉这些东西的价值来源，甚至连想都不想一下。"就如糖溶于水，虽看不到糖，但水之所以甜，正是由于里面溶化了糖。

美的社会功利性包括物质功利和精神功利。从汉语"美"的字源学分析，也可帮助我们理解。"美"字，最早见于甲骨文，上半为"羊"，下半为"大"。汉朝人许慎在《说文解字》中说："美，甘也。从羊从大，羊在六畜，主给膳也。"宋朝人徐铉注释说："羊大则美。"这就是说，肥大的羊可作膳食，满足人们的饮食物质需要，有实用价值，即物质功利，美最初就产生于实用功利，是善也是美。也有人这样解释"美"字：上面是羊头，下面是人，也就是"羊人为美，"意味着人顶着羊头或羊角作为装饰，进行巫术礼仪活动，这是舞蹈艺术的起源，也是美的起源。在这里"美"就跳出了物质功利的束缚，更多地着眼于精神的愉悦和满足了（图1-2）。

原来先民磨制薄而光滑的石器就是因为锋利实用。西班牙阿尔塔米拉山洞的原始壁画中，出现了受伤的野牛、奔驰的野猪等，原始人认为画了以后，就是对动物施巫术。随着人类社会实践的发展，劳动生产力的提高，现在的需求是能使人获得更多的精神上的享受，如人们欣赏徐悲鸿的奔马，并不是为了学骑马；欣赏列宾的《伏尔加河上的纤夫》也不是为了学当纤夫；欣赏达·芬奇的壁画《最后的晚餐》更不是为了填饱肚子，而是美逐渐摆脱了实用观念的束缚。

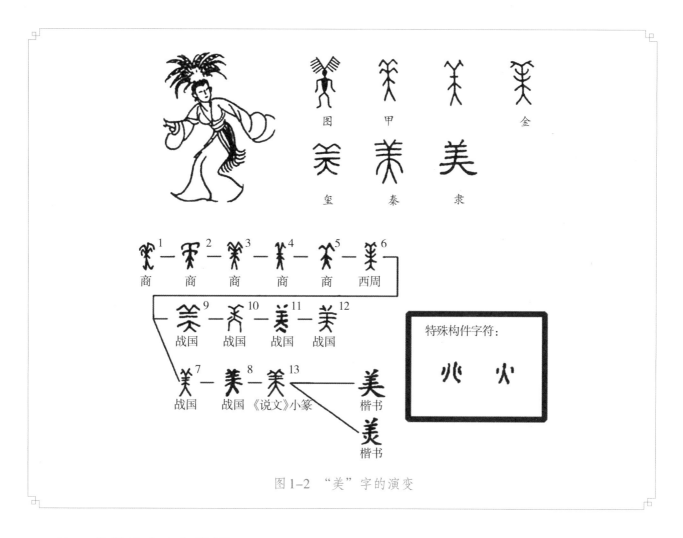

图1-2 "美"字的演变

三、美学的产生与发展

美学是一门既古老又年轻的学科。说其古老是因为美学的渊源可以追溯到远古时代。人类对美的探讨可谓源远流长，自从人类通过劳动摆脱了动物的状态逐渐有了意识，人类就不再局限于动物本能的需求，开始懂得装饰自己、娱乐自己，能够有意识地进行生产劳动，美的种子就在人们的心里慢慢地萌芽，人类朦胧的审美意识也就诞生了。人类在此时也就开始了有意识的原始审美活动。这种意识和观念体现在古代原始的绘画、歌舞、雕塑及神话传说之中。当时还没有文字，但人类已开始绘画；当时还没有语言，但人类已开始跳舞、歌唱；当时人类对作为武器、工具的石头、骨头、木棒等进行磨、削、砍、凿的加工，使之具有形式美。这些就是人类审美最初的表现。说其年轻是因为美学从哲学和文艺学中分离出来而成为一门独立的学科，是从近代才开始确立起来的——18世纪，科学技术的发展和社会的进步，各门学科的分工也越来越细，美学即从德国哲学家鲍姆嘉通正式把自己写的哲学专著命名为"美学"才开始的。由此可知，美学的产生和发展，经历了一个漫长的历史过程：先有人类的审美意识，然后形成美学思想，最后才正式诞生了美学这门独立的学科。

首先看我国古代美学思想的产生与发展，产生于殷商之际的《易经》，就蕴含着相当丰富的美学思想。到了春秋战国时期，卓越的思想家孔子、孟子、荀子、老子、庄子、墨子、韩非子等，从各自不同的哲学观点出发，都触及美学问题。《国语》中曾有这样的记载，说楚国有一个臣子叫吴举，吴举对美就有所论述，吴举说："夫美也者，上下，内外，大小，远近皆无害焉，故曰美。"什么意思呢？他强调美的根源就在于从上下、内外、大小、远近等方方面面来看，都无害，或者说没有什么害处，没有什么不好，这个时候就有了美。他阐述了美和善的密切关系，这可能是我国历史上关于美的最早论述。孔子提出了"尽善尽美"这样一个审美标准；孟子提出"充实为美"这样的论断；老子和庄子，对于美与丑的辩证关系，以及审美态度等问题，进行过系统的论述。他们对我国历代美学思想有过深刻的启示。先秦的《乐论》则可以称得上是我国美学的专门著作。其中关于人类审美心理活动以及关于客观事物的审美特性的论述，极为精辟，而以屈原为代表的具有强烈批判精神和浓烈浪漫色彩的离骚美学思想，直到今天仍给我们深刻的启迪。此后，尤其是魏晋南北朝以后，出现了大批的诗论、画论和书论等文艺理论著作，无不蕴藏着丰富的美学思想。不过，在中国古代文化传统中，美学并没有建立起独立规范的学科。

在西方，公元前6世纪的古希腊时期，毕达哥拉斯学派在探求宇宙本源时最早谈到美的问题，提出了"美是和谐与比例"。苏格拉底论述美和善的关系，为了解美的本质提供了许多有益的启示。柏拉图明确区分"美的事物"和"美本体"，开创了西方对美和艺术进行哲学思辨的传统。他的弟子亚里士多德的《诗学》则首先从文艺实践的角度提出了一整套的美学理论，是欧洲文艺美学最早的经典著作。他们提出了美学思想中的一些基本问题，如美的本质、艺术的本质和美育等，可以说，柏拉图与亚里士多德的美学思想影响了整个西方美学的发展，成为西方美学的奠基人。但是，在科学没有充分发展和严格分科的情况下，许多对于美的真知灼见往往同哲学、宗教、政治、伦理和文艺观点混杂在一起，在相当长的一段时间里没有严格意义上的美学专著，也没有明确划分美学研究的特殊对象。在漫长的中世纪，美学思想沦为宗教神学的附庸，即使在文艺复兴时期，高扬人文主义为美学思想的发展带来了巨大的生机和活力，但系统的美学理论依然没有出现。随着欧洲工业革命的发展，自然科学、哲学、伦理学、心理学和文艺学等近代学科进入了逐步形成和发展的时期，为美学学科的建立提供了必要的历史条件。直到18世纪中叶由德国启蒙运动的创始人之一，哈雷大学教授、哲学家和美学家鲍姆嘉通（1714—1762年）首次提出"美学"。1750年，他正式出版《美学》（Aesthetica）一书。"美学"这个术语从此流行开来。鲍姆嘉通依据另一个德国哲学家莱布尼茨的学说，把人的精神世界分为知、情、意3部分。应该有相应的3门学科来加以研究。研究"知"，即理性认识的学问，有逻辑学，它引导人们达到真；研究"意"，即道德活动（意志）的学问，有伦理学，引导人们达到善；唯独"情"，即感性认识的学问还一直没有相应的学科来研究，这是理性主义哲学的一个缺陷。他认为，美学可以引导人们达到美。所以，他主张设立一门研究"情"的Aesthetica即美学的新学科。从此，"美学"这一名称才逐渐获得学术界的公认，美学也才开始正式成为一门独立的学科。正因如此，鲍姆嘉通被后人称为"美学之父"。对鲍姆嘉通来说，美学的学科，感性，也称感觉，指人的感觉、情感、想象和幻想等活动。美学虽然是作为感性学被提出来的，但它同时也是研究美和艺术的科学。尔后，康德、黑格尔、车尔尼雪夫斯基等人对美学进行了更为深入的研究，他们都有专著，各自创立了规模宏大、论述充分的美学体系，赋予了美学更完整、更严密和更系统的理论形态，使美学得到巨大的发展。

纵观美学的历史、现状及其发展趋势，美学研究的对象可概括如下：美学是研究美，美感，美的欣赏和创造，美育的本质、特征、发展及其规律的一门学科。它研究的对象和范围，是以美为基础、以美感为主体、以美的欣赏和创造为具体实践、以美育为归宿的一门理论性和实践性密切结合的学科。我们研究美学的目的，不仅要按照美的规律美化世界，而且要按照美的规律美化人类自身，使主体成为身心健康、精神生活丰满、人格高尚、个性完善、全面和谐发展的人。所以，重视美育，反映了美学未来发展的趋势。

第二节 美的教育

美育，又可以称为审美教育或美感教育，是按照美的标准培养人的形象化情感教育；是运用美的规律，通过审美实践训练，以强化人的感知、想象、情感、理解等审美心理能力，进行各种审美实践活动的教育科学。美育也是一种作用于知情意的能力教育，是以美启真，以美入善，以美化情；是以提高人的感受美、鉴赏美、创造美的能力为直接目的，以提高人的审美情操为最终目的；是一个兼容了情感教育、人格教育、艺术教育、自由思维教育、形象思维教育、感化教育、快乐教育的综合教育整体。它的实施以美学理论为指导、美的对象为工具、以艺术美欣赏为主要手段。因此，美育是一种更高层次的素质教育，也就是精神世界层次的素质教育。

一、美育的由来

美育即审美教育或美感教育，它的渊源可以追溯到距今几万年前的旧石器时代和新石器时代。随着社会的发展和人类文明程度的提高，美育活动逐渐成为培养人全面发展的教育活动的重要组成部分。

随着文化、学术的发展，古代教育体系逐渐形成，中国的美育思想就发生很早。在殷商时代，对贵族青少年的教育，除读书外，还要学习礼仪、音乐、射箭、骑马等技艺。到了周朝，周公旦"制礼作乐"，礼乐密不可分，既是治理国家的法律、制度、道德规范，又是提高文化修养的教育方式，这种教育方式就包括了审美教育的内容。但在周公时代，教育还没有从国家政治生活中分离出来，尚未有独立的地位。到了春秋战国时代，我国第一位伟大的教育家孔子发展礼乐相济的思想，创立了古代的教育体系，明确规定了要学习礼、乐、射、御、书、数，统称"六艺"，教授弟子。这六个科目包括政治、伦理、历史、自然科学、军事体育以及文学艺术多方面的内容，实际上是古代的一种德、智、体、美的全面教育。其中的"乐"包括了音乐、诗歌和舞蹈，属于专项审美教育的内容，是孔子教育理论的一个重要组成部分，其特点是把道德教育与审美教育密切结合。在人才培养方面，他提出了"兴于诗，立于礼，成于乐"，认为学《诗》是君子修身养性的重要内容。"不学诗，无以言。"孔子还把学《诗》当作提高政治才干，处理外交事务，培养高尚道德，学习知识、学习语言，学会接人待物、服务社会的重要手段。通过"诗教"，让受教育者在"兴、观、群、怨"中，成为"仁人志士"。因此，"诗教"和"乐教"是孔子的基本思想"仁"在教育学上的具体体现，从而奠定了我国古代教育中"礼乐相济"的思想基础。孔子的美育理论经过孟子、荀子和宋儒的推动，在中国教育史上产生了极为深远的影响。到了19世纪末20世纪初，西方近代哲学、美学教育理论传入中国后，中国教育的现状发生了很大的变化。梁启超是中国最早引进西方美学并将其与中国传统美学思想结合起来的尝试者，也是近代中国美育思想的开启者。王国维指出美育与德育、智育的差异和联系，并第一个提出要把美育列入教育方针。蔡元培是近代中国美育思想的集大成者，明确提出了美育的概念及目的，他认为美育就是在教育中应用美学的理论，蔡元培反对把美育作为德育的附庸，主张美育有独立的地位，美育与德育、智育、体育是并列的。五四运动以后，在美育方面还有突出贡献的有丰子恺、朱光潜等人。中华人民共和国成立后，美育被正式纳入教育方针，并且在全国各级教育中广泛实施，成为有章可循的教育事业的一部分。随着改革开放，人们思想观念转变，家庭教育和社会教育中美育问题成为社会的需要，我国教育界不仅加强了审美教育，而且从理论上开始了全面的研究和探讨，形成了全社会都关心美育的局面，美育事业得到了空前的发展。

在古希腊时期，柏拉图是西方最早明确谈到审美教育的哲学家，并提出较为系统的美育理论。他首次提出了学前教育，是西方首次提出学前教育的人，并提出"寓学习于游戏"主张，对人进行理性训练。他认为通过审美教育可以陶冶人的心灵，必须从幼年起就对人施行严格的教育。他很重视音乐教育，主张从儿童时期就应该接受音乐艺术的熏陶，要天天耳濡目染于优美的作品，像从一种清幽境界呼吸一阵清风，来吸收其好的影响，使儿童在不知不觉中培养出对于美的爱好，培养融美于心灵的习惯。柏拉图想通过高尚的文艺作品培养和陶冶青少年的心灵，他要求艺术要为改善人的灵魂服务，主张把音乐和诗歌作为教育的重要科目。在柏拉图强调美育与德育相结合时，亚里士多德又丰富和发展了这一理论，强调美育与智育结合，提出了模仿说，认为艺术源自模仿，由于求知意识的支配，引起人的愉悦感。他认为通过对悲剧的模仿和观赏有一种净化作用，这种借怜悯与恐惧使情感得到净化的作用也是一种情感的陶冶。他强调艺术净化心灵的教育功能，并将艺术的审美功能与净化心灵的教育功能有机地统一起来，在这种心灵体验的过程中，做到了"寓教于乐"，把教育和娱乐结合起来，开辟了美育与审美的新天地。但由于古希腊古罗马的思想家更多关注审美和德育的统一，强调美育和其他教育的渗透关系，因此，美育还没有作为一个专门的学科独立出来。到了18世纪，启蒙思想家们都把文艺当作重要的宣传手段，强调通过文艺丰富人的情感，通过宣传理性与科学，提高人的思维能力。德国的哲学家、艺术家和美学家席勒（图1-3）在美学史上首次提出了"美育"的概念，第一次比较完整地提出了审美教育的理论。他的著作《美育书简》探索了美育的本质，也标志着美育向系统的理论科学方向发展。席勒的美学是以人为中心的，他从人的本性出发，从社会现状的分析中得出塑造完整人性的重要性。从《美育书简》全书看来，实现人的"自由"是席勒美育思想的崇高追求。席勒虽然推崇美和艺术，但是他不是为美而美，也不是为了艺术而艺术。在他看来，在美和艺术的背后，还有更崇高的目的，即实现人的"自由"。自由不仅是艺术审美活动的灵魂，它更是人性的要求，是人的最高本质。席勒主张美育不能仅局限于教育的角度，而要从现实人性、改造社会的广阔范围来论述美育。他认为"要使感性的人成为理性的人，除了首先使他成为审美的人，没有其他途径"。审美教育在他看来是完善人性的最好手段。在席勒以后，还有一批近现代人对美育做出了贡献。在欧美各国也相继出现了一些有影响的美学家和教育家，如美国的杜威和前苏联的苏霍姆林斯基等。苏霍姆林斯基是一位杰出的美育理论家与实践家。他的教育思想是比较全面的，揭示了德育、智育、体育、美育和劳动教育在培养人的全面、和谐发展中的作用，以及它们之间的相互关系，使之成为一个完整统一的整体。在美育方面，他不仅从理论上进行了探讨，而且在实践中有效地解决了美育的原则、内容和方法等重要问题。

在如今的中西方，美育教育已经占有非常重要的地位。旧的教育被认为已不能适应未来世界的需要，需要改革并发展出新的教育来，而美育则被认为是新教育体系中的重要一环，这说明美育已成为教育体系中的一个基本方针。

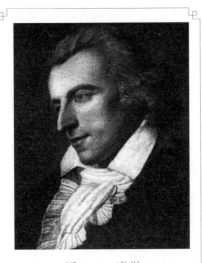

图1-3 席勒

二、美育的特点与任务

（一）美育的特点

1.生动形象 美育的形象性是指美育是一种形象教育。美育的形象教育能产生如临其境、如闻其声、如见其人的效果，使人们易于接受这样的教育。美的形象之所以不同于科学、政治及道德形象，就在于它是真、善、美的统一，是具体可感、生动鲜明的形象。如泰山的雄伟、华山的险峻、草原的辽阔、漓江的秀雅，都具有自然美的形象性；文明礼貌、舍己为人、光明磊落、谦虚谨慎等都表现着社会美的形象性；而艺术美的形象性则是通过婉转悠扬的乐曲、栩栩如生的图画、惟妙惟肖的雕塑及神形兼备的舞姿等形式表现出来。医学生的专业课是从专业的概念入手，通过判断推理的形式对学生进行抽象思维的训练，以了解和掌握专业知识。而美育则是通过具体生动的形象来感染人、教育人，寓教育于美的形象之中。

2.**愉悦情感** 美育是以情感活动为中介，实现以情感人、以情悦人、以情动人、以情育人，进而培养人的纯真美好、厌憎丑恶的情感。美育的出发点，就是以高尚的感情，不断地灌注、净化人的心灵，使受教育者从情感上产生对客观事物喜怒爱憎的审美态度和审美评价，进而认识事物的本质，达到理、智、情的统一。美国作家欧·亨利的小说《最后一片叶子》中，一片被老画家贝尔曼画在墙上的黄叶，竟然激发了身染重病的青年画家重拾生的信念，使她有了战胜疾病的力量，顽强地活了下来。一片已经枯萎发黄的树叶，只有以审美的眼光去看它，才会发现在它身上所蕴含的生命力，从而给人以启迪。

3.**潜移默化** 美育以润物无声、春风化雨的方式，使受教育者身心处于愉快的状态下，耳濡目染、潜移默化地接受教育，使之心灵得到净化、情感得到陶冶、精神境界得到提高。如我们读了杜甫的诗，就会生忧国忧民之心；读了苏轼的词，就会有人生豪迈之情。正如杜甫的《春夜喜雨》所描写的那样："好雨知时节，当春乃发生。随风潜入夜，润物细无声。"以美来育人，人毫无枯燥之感，这就是美育给我们潜移默化的影响。

4.**主动自由** 美育过程不是严肃的，而是伴随着个人趣味的激发和满足。与德育和智育要求严肃和庄重不同。美育总是要以活的形象令人感觉生动、活泼有趣，使受教育者在轻松的气氛和舒畅的心境下，通过多种多样的形式、途径和方法获得情感世界的满足。它是靠美的事物本身所具有的魅力打动人，这种活动是自觉自愿的，因而也是主动自由的，不带有任何强制性。马克思主义的美育理论强调人的自由、全面的发展和人感觉的丰富性的解放。"每个人的自由发展是一切人的自由发展的条件。"美育对人实践能力的培养，最终目的是追求人的和谐、自由的发展，全面实现人的丰富性。

（二）美育的任务

1.**树立正确的审美观** 人的审美观直接引导着人们的审美实践，制约着人们的审美方向。由于我们受所学知识和社会阅历的限制，在追求美的过程中，对于区别美与丑的标准往往是模糊的。如巴尔扎克创作的长篇小说《欧也妮·葛朗台》中，在欧也妮·葛朗台看来，最美的莫过于善良和纯真的爱情，所以她把自己所有的积蓄给了她所爱的人；但在老葛朗台眼中，最美的是那黄澄澄的金钱，为了金钱他可以不要夫妻之爱、父女之情和兄弟之情。可见，审美观不同，人生的意义截然不同。只有有了正确的审美观，才能更好地认识美与创造美，提高自身的审美理想，结合平时的工作、学习、生活实际，培养美好的生活情趣，使自己的人生更加丰富多彩并具有积极的意义。

2.**塑造高尚的人格** 人格一般指人的尊严、价值和道德品质的总和，是一个人精神面貌的集中体现。没有人一生下来就具备高尚的人格和卓越的见识，这些是教育和社会实践的产物。在人生的历程中，依靠自己坚强的意志和不懈努力，才能塑造高尚的人格。小胜靠技巧，大胜靠人格。一个具有高尚人格的人，无论何时何地都会自尊、自爱、自信，不卑不亢，具有强大的精神动力和感染力。秦末有个叫季布的人，一向说话算数，信誉非常高，许多人都同他建立起深厚的友情。当时甚至流传着这样的谚语："得黄金百斤，不如得季布一诺。"后来，他得罪了汉高祖刘邦，被悬赏捉拿。结果他旧日的朋友不仅不被重金所惑，还冒着被灭九族的危险来保护他，缇使他免遭祸殃。这就是人格魅力的一种生动表现。

邓前堆 "索道医生"

拉马底是云南怒江流域的一个村寨，这个村子被怒江一分为二。邓前堆就是这个村子的医生，为了给群众看病，他长年溜索横跨怒江两岸，用坚持换来了百姓的健康，一条100多米长的索道成为他来往两地的桥梁。多年来，邓前堆扎根基层，情系乡村，无私奉献，他不顾生命危险，靠一根绳子，一套滑轮，通过距怒江江面30米高、100多米长的溜索来往于拉马底村，为百姓送医送药，步行约60万千米，累计出诊5000多次，诊治患者13万余人次，无怨无悔，以"救死扶伤"为己任，从未出现过一起医疗事故和医患纠纷，被当地群众称为"索道医生"。他以精湛的医术、高尚的情怀，救死扶伤，满腔热情地把自己所学的知识倾注到当地村民身上，解除病患的痛苦，以实际行动展现着一位乡村医生的理想和信念，实现了人生的价值。2011年9月20日，邓前堆在第三届全国道德模范评选中荣获"全国敬业奉献模范"的光荣称号。2019年9月，他又被授予"最美奋斗者"称号。在平凡的岗位上谱写了一曲华美的篇章。

3.提高自身审美能力 审美能力的获得与审美者自身的文化底蕴、审美经验、艺术修养等因素有着直接关联。审美能力也是一种在生活、自然、艺术中发现美、欣赏美、鉴赏美的能力。

（1）**审美感受能力** 指审美主体对审美对象的感知能力。是审美意识活动的最基本、最主要的形式。它是人们进行审美活动的前提，是审美过程的起点。审美观点、审美理想都必须通过具体的审美感受过程才能形成，是其他审美能力萌生和发展的基础。一般说来，审美感受的基本心理因素有感觉、知觉、想象、情感和思维，是由审美对象所引起的复杂心理活动和心理过程。包括对事物美的外在形式和内在情感的感知两个方面。提高人的审美感受能力关键在于提高人的素质，可以提高主体对客体的体验和领悟水平。法国艺术家罗丹说："世界上并不缺少美，缺少的只是发现。"这正是对培养审美感受能力的强调。当人们面对长城时，有的人只能看到了连绵起伏的城墙，而有的人则可通过长城的本体感受到勤劳、智慧、百折不挠、众志成城、坚不可摧的民族精神和意志，增强了中华民族的自豪感、自信心和爱国热情，感受到的壮美远远超出了眼前的实体，进而达到精神世界的升华。

（2）**审美鉴赏能力** 指审美主体在审美鉴赏活动中对审美对象进行鉴别、理解和评价的能力。审美鉴赏是在审美感知的基础上再加上理性的充分参与而进行的，需要调动想象、思维、情感等心理因素，然后从中获得美的享受。因而审美鉴赏能力与文化素养、美学知识、审美经验及审美主体生理、心理结构有关，更与主体的审美鉴赏标准有直接关系。这直接影响审美主体对美与丑以及美的性质、态度、类型的辨别能力和体会程度。主体的审美鉴赏标准因其审美观的不同而显现出个性差异，在审美鉴赏能力的培养中，既要重视发展审美个性，也要注意培养其区别美、丑的审美辨别和判断能力。

（3）**审美欣赏能力** 指人们对美的事物的领悟能力和评价能力。审美欣赏是审美主体对审美对象进行感受、体验、评判和再创造的心理过程。它和审美鉴赏能力的区别在于，审美鉴赏侧重审美主体对审美对象的鉴别和认识，而审美欣赏更侧重审美主体对审美对象的精神领悟，更加突出了审美主体的情感作用。一般从对客体的具体形象进行直觉开始，经过分析、判断、体验、联想、想象，情感上达到主客体的融合一致。与一般认识的心理过程的区别在于主要是形象思维。有了这种能力，不但可以敏锐地捕捉到美的外在形式，而且更善于从有限的形式中去领悟其丰富的内涵，达到较高的审美境界。

（4）审美想象能力　指主体在长期的审美实践活动中生成的一种审美能力。在以往表象积累的基础上，在大脑中进行加工改造而创造新形象的过程。审美想象是审美主体所具有的能使审美活动顺利展开的一项重要的能力，也是实现主体审美理想的必要条件。审美主体在欣赏美的事物时，不仅要感知其客观形象，而且要体会其内在本质。这一过程如果没有想象，就不能做到真正的欣赏。因此，要尽量拓展我们的想象空间，建立和巩固正确的、符合社会发展方向的审美观和审美标准。如欣赏交响乐、芭蕾舞剧，阅读大量较为深刻优秀的文学作品等。

4.培养较强的审美创造能力　审美创造是人有意识地创造美好事物的心理活动、实践行为和创新成果。在社会实践、审美实践基础上按照美的规律进行能动创造，是对人类和自己实践经验的总结和提升。正如人们认识世界是为了改造世界一样，人们感受美、鉴赏美是为了创造美。创造的目的是追求预期的价值效应，美化自然、美化社会和美化人自身，推动社会和谐和人的全面发展。从创造物中体现主体的思想、情感、意志和人的本质力量，是审美活动的高级阶段和人的基本精神需求，也是美发生的最终的主体根源。

三、美育在医学教育中的作用

1.培养医学生高尚的职业道德情操　美育教育是一种审美教育和情感教育。在医学教育中渗透美育，有利于培养医学生热爱专业、热爱患者的情感，加强医学生的高尚职业道德情操。所谓职业道德，包含敬业精神、责任意识、团队精神。首先要树立全心全意为人民服务的思想；其次培养良好的医德医风，净化其心灵；最后磨炼坚强的意志品质。审美教育对培养医学人才的高尚品德、健康人格、正确的人生观有着重要的作用，即所谓的"以美育德"。

2.开发医学生智力并培养其创造力　审美教育对人们的潜移默化的作用历来被许多有识之士所认识。它可以最大限度地发挥人的想象力和创造力，并开阔人的视野，训练思维，增长智慧。马克思历来十分重视青年一代的审美教育，要求他们不但要掌握科学，而且要懂得艺术，认为艺术不仅能帮助人们认识世界，而且能鼓舞人们改造世界，去创造美好生活。他曾说过："社会的进步就是人类对美的追求的结晶。"许多优秀的科学家、医学家，常常也是出色的艺术家，因此注重医学生的审美教育，对提高学生的智力水平，激发学生的创造力，挖掘学生的潜能有很大的帮助，即所谓的"以美启真"。

3.提高医学生维护和创造人体美的能力　在医学教育中渗透美育，不仅可以提高医务人员的审美素质，还可以增强医学审美能力。在一定的医学科学思想和理论指导下，以美的事物为材料和工具，通过各种审美形式活动激活和美化医学工作者的美感体验，提高医学审美主体在医疗实践中感受美、创造美、评价美的能力。通过学习和医学审美等途径，在审美意识、审美能力、审美品质、审美创造等方面，进行自我教育、自我改造，以达到全面发展的教育目的。通过美的欣赏和评价，促进人体机能的协调、运转和发挥，调节人们的精神，增进人们的愉快情感。精神上陶醉于美的享受之中，可使疲劳得到解除，精神得到鼓舞。通过医学审美评价活动，提高鉴赏医学美、人体美的能力，促进人们对健美的自觉认识。这样有针对性的审美活动可以让学生正确把握人体美的尺度和规律，提高个人审美情趣和审美水平，在医疗护理实践中，维护和创造人体健康的美，即所谓的"以美促能"。

第三节　美育与相关教育

美育是通过"施教于美"的过程，达到"立美育人"目的的一种教育。它是德、智、体、美、劳诸育相互交融和渗透所呈现出来的完美统一的教育过程，也是融德育为心灵之美，融智育为灵动之美，融体育为健硕之美，融劳动为创造之美的单项教育过程。育人始于立美，而立美离不开审美。因此，学习一定的美育基本知识有助于提高医学生的综合能力和素质。

一、美育与德育

美育不同于德育。

1.在教育性质上　美育是一种发展教育，它注重在审美过程中培养人的创造力和建构力，并按照一定的美学原则去引导他们发展个性和人格；德育是一种规范教育，它注重培养人的理智和意志，使之能够按照一定的社会准则和道德规范来约束自己的思想行为。

2.在实施方法上　美育是以情动人，重在引导、启发，它要调动学生自身的感受、体验和领悟，依靠学生精神的自我建构，来达到个性的发展和人格的完善，学生始终保持其主动性和自由性，在美育过程中这是一种双向互动的教育；德育则主要通过以理服人、言明大义、重在说服，注重发展受教育者的意志约束力。

3.在实践效果上　美育重在培养人的丰富情感，提高审美能力，激发创造力，更多强调实现自身价值、发挥个人潜力、健全个性心理和提高个人素质；德育则重在磨炼人的意志，提高人的社会责任感与义务感。

美育与德育相互联系、相互渗透。德育引用美育的情感体验、形象化与愉悦性机制，可以克服道德说教的枯燥、表浅和抽象的弊端；在美育过程中，主体可通过生动形象的感受，在不知不觉中接受良好的道德观念。

二、美育与智育

1.美育与智育的主要区别　美育是情感教育，旨在培养人的审美能力，以个体情感的表现和升华为主要目的；智育则是促进认识的教育，包括知识的积累和智力的发展。美育总是在适应着不同年龄水平上的情感生活需要，把知识的传授和能力的培养与个体生命的发展内在地联系起来，满足了个体生命发展的要求；智育则是尽管可以通过各种途径，包括借助审美的途径来激发人的积极性，但它在本质上是由外而内的输入，缺乏内在的自发性。美育离不开感性形象，而智育则以逻辑思维能力的进步为核心。

2.美育与智育的联系　由于人的认知能力与审美能力是相互关联、相互促进的，因而美育和智育有着天然的联系。美育离不开智育，任何审美感受的产生都必须以主体一定的智力为前提；对于智育而言，同样离不开美育，因为美育可激发人对知识的兴趣和追求，完善人的认知结构，为智育提供多种教育途径和教育手段，促进创造性思维能力的发展。

三、美育与体育

美育是以心理或精神健康为目标，通过美育，可以净化人的心灵，陶冶高尚的情操，丰富精神生活，从而促进身心健康。而体育是以提高人的身体素质为目标，根本目的是增强人的体质，促进身体健康。根据现代健康概念，健康不仅仅是没有疾病和虚弱，而是指身体上和心理上的良好状态。人要获得真正的健康，还要求心理上和精神上的健康。所以美育与体育是身心健康的重要条件，二者相辅相成，不可分割，互相促进。我国古人早就有所谓"心庄则体舒，心肃则容敬"的言论和主张。高尚的精神境界有利于身体的健康，健康的体魄是实现人美好理想的物质基础。

四、美育与劳动技术

美育和劳动教育有着天然的联系。高尔基说："劳动是世界上一切欢乐和一切美好事情的源泉。"形象且生动地道出了"美"与"劳"之间的联系。劳动是美育的实践基础，劳动教育有育美的功能。美育可以通过审美活动促进正确劳动观的树立和良好劳动文化的形成，对劳动教育形成有机补充。劳动过程中的美，体现了人与人、人与物的美的关系，如人因掌握了某种技能而表现的操作美和创造美。中国传统劳作内涵极其丰富，在劳作方式和劳作文化等方面都能挖掘出适合学生"美""劳"的教育元素。如农耕文化、民间艺术、传统手工业、传统食品制作等蕴含着古老而优秀的中华美学，无论从形、神、色等艺术美的层面，还是从价值、内涵等文化美的层面，中国传统劳作都应该是中华美学中具有独特魅力的一部分。劳动教育中孕育着丰富的美育因子，劳动能发现美、培育美、创造美。劳动教育基本原则之一就是以劳育美。美好的事物、美好的情感反过来又能激发劳动积极性、主动性、创造性，即"以美促劳"。因此，只有"美劳共生"，才能将两者更深层次的教育价值发掘出来，并通过有效的开发与整合使之达到价值最大化。

目标检测

答案解析

1.为什么说美学是一门既古老又年轻的学科？
2.美育在医学教育中有哪些作用？

（赵博鑫）

书网融合……

本章小结

第二章　医学美学

PPT

1.通过本章学习，重点把握医学美学的定义及研究对象；医学美学与相关学科关系；医学美学的学科任务和学习医学美学的意义。

2.学会医学美学的概念、研究范畴和方法，具有运用医学美学理论解决现实社会中问题及在医学实践中应用的能力。

第一节　医学美学概述

古时医字写作"毉"，就是巫医治病的意思。夏朝以后，发明了酒，周朝时才以酉代巫，"毉"字逐渐演化到"醫"，开始了以酒为药给人治病。古代先民对文字的理解体现在生产劳动和社会实践中，"醫"字展现了早期人们对医药的认知，体现了汉字美在医药领域中的应用。

一、医学美学的概念

医学美学是美学原理在医学领域里的应用，它的研究对象是人类医学实践领域中的人对现实的审美关系问题，即研究医学领域中的审美规律和美的创造规律。医学美学是体现医学技术、知识、能力、素质有机融合的交叉学科，体现现代医学模式的思维理念。医学美学是医学学科模式下的新兴学科，尚没有对医学美学的确切定义，但主要有以下几种说法。

医学美学是在医学与美学原则下建构起来，结合二者的手段维护、修复、塑造人体健康美，以促进生命美和提高生命质量为目的的交叉学科。医学美学既有医学人文学科的性质，又有医学技术的特性。它把传统医学变为一门"医学的艺术"。人们已经广泛地把它运用于医学美容领域，当然，也可以把它应用于药学、护理、康复等领域中。

医学美学是立足于美学视角研究医学领域中的问题，这可以包含医学人体美、医学美感、医学审美等领域。与临床医学的技术性学科不同，它具有医学和美学双重基本原理，并且相互渗透、有机结合。立足于美学的视角研究、发现、总结医学领域的美，这说明医学美学是一门人文学科。但是医学美学研究的范围只是医学领域的美，这体现了医学美学是医学与美学融会贯通的交叉学科。

医学美学把美学的原理运用到临床医学领域，探索医学中的美，充分运用美的因素对人的生理、心理影响来解决美在医疗卫生领域的问题，因而成为一门独立的学科。

总之，医学美学的核心内容是人体本身，即生命之美，包括医学审美的理论、实践活动、环境和社会关系等，不仅包括医护工作者的形象美、道德美、语言美、行为美等人文素养，而且包括医疗实践、保健预防、医院管理等方面的美学内容。如此可见，医学美学对于医护学生的素质教育来讲是不可或缺的部分。

不论哪种说法，医学美学都是美学与医学的结合，在二者的基本原理指导下探寻医学领域之美，帮助医学解决美的问题。这在人们越来越注重生活质量的现代尤为重要。

二、医学美学的范畴与研究对象

（一）医学美学的范畴

医学美学包含了医学科学美、医学技术美以及与医学相关的美学问题。医学科学面对的对象是人体，它研究人体的内外形态、结构、病态、畸形以及心理等方面内容。高超的医疗手段是医学美学在科学美和技术美方面的重要体现，很多医学家在自己的医学实践中有所发明创造，正如明代李时珍到各地收集药方，参考历代医药书籍，记录上万的札记，历经近30年完成医药巨著《本草纲目》。他们在社会实践中所创造的劳动成果，对于后世沿袭者和受众来讲，无可争议地具有巨大审美价值。

医学美学注重医学理论之美，包括医学理论、分析、实验、研究、发明。中医强调"天人合一、阴阳平衡"的有机整体理论就是医学理论美的具体体现。它的客观本体建构是规律、完备、奇异、和谐、对称、统一的，体现医学创造的本源性、至善性和神圣性。当医学工作者对于人体的结构规律有了新的突破性发现时，即发现新的规律性、和谐性时，他们对发现的喜悦就是医学科学研究中的美感。比如从医者对于解剖挂图和人体肌肉模型的审美情节，欣赏美本身是由主体的认知和审美经验来决定的，认知越高美感越强烈。小到一个细胞，大到人体器官，对于有一定医学素养者来说，都可从中获得喜悦。

医学美学研究医学技术功能美，如在外科手术技术上研究手术切口、缝合创口的美学要求，研究护理过程中患者的审美心理规律。对于人体修复和再塑，将美的成分升华，是实现人体美的理想，是真与善相统一的美的创造，从而满足人们在生理和心理上的快乐和愉悦。

将音乐、美术等艺术手段用于心理辅导，为治疗心理健康方面问题而开展的音乐疗法、色彩疗法，注重医疗环境的美化，医疗护理人员着装、谈吐、修养的提高，医疗组织人际关系和医患关系的优化，医疗器械的美观等，都属于医学美学研究范围。

（二）医学美学的研究对象

医学美学主要研究的基本对象包括医学领域中一切美学现象与审美及其规律，其核心是医学美学实践及维护的人体健康美和人体美。

（1）医学美学首先研究医学美。美普遍存在于医学领域中，国内外的医学理论与实践都蕴含着美。

（2）任何医学美都是为了维护人体美和人体健美，它们是医学美学研究的核心内容，医学人体美及其规律是医学美学研究的主要任务。医学审美要素在医学实践过程中占有很高比例，医务工作者和患者分别是审美客体和审美主体，并且这种角色可以互换。和谐的医学审美关系是促进医患关系、提高医疗水平、降低患者心理负担的一剂良药。研究医学审美关系，是社会、心理医学模式的需要。

（3）医学美感主要在医学审美活动中主、客体对医学美的感知能力、想象能力、理解能力和情感活动等。在医学美感的研究中应该注重对美感的来源、直觉性、共同性、差异性及社会性等特点。

（4）医学审美教育是针对医学生、医务工作者和求美者的美学培育。在医学实践中，他们发挥自身审美修养和能力作用于医疗对象。

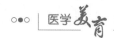

三、医学美学的任务与作用

（一）医学美学的任务

医学美学的根本任务是在宏观医学模式下，探索和研究一切"生物-心理-社会"对人体健康和疾病的影响及预防办法，增强人的健美素质。核心任务是医学领域中的各种美学现象和医学审美规律，力求促进医学审美创造。医学美学对医学审美观、医学审美关系、医学审美心理、医学审美思维、医学审美创造、医学审美评价、医学审美教育、医学人体美等都应具有较完整的论述与研究，并且它的基本任务如下。

1.医学美学为维护和增进人们的健美素质提供理论基础和指导　随着经济水平的不断提高，人们对物质生活的需求得到基本满足，对美的需求必然产生。医学美学就是顺应时代的潮流，为了满足人们对自身美的追求和向往，在健康这一基本条件下，探讨两者之间的辩证关系，为维护和增进人们的健美素质提供科学、系统、完备的理论基础和指导。医学美学和医学美容学基础理论与实践技术相结合，建立广泛的社会基础，受益广大求美者。

2.医学美学为健美医学提供理论支撑　新时代医学的进步已经从治疗医学、预防医学、康复医学发展到了健美医学。当下的医学实践，需要多学科合作与融入。医学科学与人文科学、社会科学互相渗透、互相融合的趋势越来越明显，如医学美学、医学伦理学等学科在医疗实践工作中起着越来越重要的作用。在临床实践中，除了维护患者的基本身体健康外，还需充分地考虑患者的审美感受和需求，应对患者机体功能的审美需求加以重视，进而选择适宜的手术实施方案或药物，力求不损害患者的形体美和功能美。医学美是研究医学人体美、医学审美和医学美感的学科，为整形外科学等健美医学提供了理论支撑。

3.医学美学为医学审美提供科学的方法论指导　审美是指主体对客观事物能动的心理反映，是人们在社会实践中逐步形成和积累起来的审美情感体验和心理状态的总和，和其他审美一样，医学审美也呈现逐层深入的过程。医护工作者要牢固掌握医学美学基本理论，才能运用审美实践，强化审美感受力、审美想象力和审美理解力，创造良好的素质及完善的人体美，建立和谐的人际关系。显然医学美学可以为医学审美提供科学的方法论。

现阶段医学美学的任务重点主要是以下4个方面。

（1）更加深入、系统地研究医学美学理论，为我国整形外科提供理论依据。

（2）把医学美学的研究领域扩大到医学各个方面，鼓励医护学生研究医学美学理论的同时，深入医学第一线，以解剖为主线并且认知各门医学专业领域的美学问题。

（3）医护学生掌握和运用医学审美的技巧和方法，并能在将来的工作实践中不断提高自己审美再创造的能力。

（4）全面加强对医学审美教育的研究和实施。医护工作者在日常生活和学习中注意形象美和仪态美。教会医护学生与患者的沟通技巧，注意语言的礼貌性、生动性、针对性、专业性及措辞的修饰性。注意培养医护学生的心理美。注重优美、干净、整洁的医学审美教育环境和医疗环境。

（二）医学美学的作用

1.医学美学是美容医学整体学科的理论指导　医学美学和美容医学的学科目标是帮助人们实现对美的追求，增进人的生命美感；它们共同的学科对象是医学人体美。美容手术按照人体审美原则来实施，在美容领域，医学美学原理和美容心理学的最新成果得以应用。医学人体美的奥秘在于科学的人体黄金分割律，这一原理广泛应用在美容手术中。伴随医学美和医学审美观念的相应发展，现代医学注重恢复人健康的形体和精神的完美。

医学美学不仅对外科整形手术的疗效等方面做审美研究，还涉及预防医学、康复医学、疗养医学整体护理和护理操作的审美研究，医疗机构环境、医疗设备、仪器造型和性能等方面也都是医学美学的研究领域。

2.医学美学为医学研究提供科学的世界观　世界观决定人们分析问题、处理问题的方向。医学美学的理论在医学实践中体现得更为突出，并已发挥应有的学科功能。医学生在多样统一的审美世界里有充分的医学实践创造机会，在审美活动中医学生和医务工作者们的创造力得到了锻炼、心灵得到了净化、人格得到了升华。因此，医学生和医务工作者们能从感性、理性上把握美的本质、美的构成、美的感受、美的创造，尤其懂得在社会生活和医疗活动中进行审美评价和审美处理，从而满怀热情地追求美好生活，实现自身的全面发展。

第二节　医学美学与相关学科的关系

一、与美学的关系

美学是由德国哲学家鲍姆嘉通首次提出，是研究人和世界审美关系的一个学科。主要涵盖了美的本质、美的现象和美的存在形式，其中还有审美关系和美感经验等。美在自然界和社会生活各领域普遍存在，医学中也有美学。现代健康观念促进了医学和美学的结合。

医学美学包括医学艺术美、医学职业审美教育和修养、医学审美评价等诸多内容，临床医学、预防医学、康复医学等都可以体现美学，而不仅在于美容医学。医学美学应用美学的基本原理，研究医学领域中的美学现象及其审美规律，旨在指导疾病诊断、治疗和预防等过程中美与审美规律的遵循和开展。总之，医学美学归属于应用美学领域，是普通美学的医学分支学科。

二、与美容医学的关系

医学美学与美容医学这两门学科都是以增进人的生命美感为目的，它们的研究对象都是医学人体美。学科基础都是对医学人体美与艺术人体美、人体黄金分割定律及其应用、医学审美心理和美容心理学、医学人体美的测量学和解剖学等的研究。美容医学是医学、美学与美容技艺三者相结合的产物，由多个临床学科与某些非临床学科相互交织而成，并以应用为特征的医学新学科。医学美学是应用美学的一般原理来研究医学人体美，是探索医学审美、医学美感和在医学审美活动中所体现出来的一切医学美学现象及其规律的人文学科。它是美容医学的重要基础学科，美容医学是医学美学的应用分支学科。

美容医学与医学美学在实施范围方面又有很大的差异，医学美学是从整体上对现实生活中具有内在美和外在美的多层次的人体美系统进行全方位研究和实施。美容医学承担着其中的外在美及其审美的研究和实施。从实施范围上看，医学美学是从生理、心理、社会适应状态3个方面，多层次地研究和增进人体美及人的生命活力美感。美容医学是针对形式美的目标来直接增进人的形体美及生命活力美感，进而解决心理和社会适应等方面的需要。从性质上看，医学美学具有医学人文学科和医学技术学科的双重性特征，即理论性和应用性双重特征。美容医学是美学和多种临床学科及其他非临床学科的相互结合，应用性为其主要特征。在应用手段方面，医学美学全面运用各种医学手段和各种美学手段于医学实践。

美容医学着重运用医学手段于医学美容实践。医学美学与美容医学之间是理论与实践的关系，在美容医学发展的方兴未艾之时，求美者还应吸收与借鉴生活美容的实践，注重造型和色彩的运用，来弥补美容医学手段的不足之处。

三、与口腔医学的关系

口腔医学可分为口腔内科学、口腔颌面外科学、口腔修复学、口腔正畸学和口腔保健学等。口腔医学与容貌美密切相关，特别针对人体牙齿修复和矫正及牙齿咬合、颌面下 1/3 损容性疾病的诊治等。口腔医学在美容医学中占有较高比重，它不仅要注重科学性，还要注重艺术性。由于人们对口腔美观的重视，进一步促进了口腔医学自身的发展与观念的更新，而且丰富了美容医学与医学美学中形式美的内涵。患者在口腔的治疗中，目标不仅针对疾病治愈以及口腔的功能恢复，对口腔的美观要求也很高。由于口腔医学诊疗区域的生理特点及其结构的特殊性和复杂性，口腔医学作为美容医学的分支学科有较强的独立性。口腔医学和医学美学的发展，促进了美容医学更好的发展前景，对它们具有参考性和价值性的审美标准，这样运用多学科的医学手段美化人体，更能完整地创造协调的整体美。

四、与医学伦理学的关系

医学伦理学是研究医疗卫生实践活动中医学道德产生、发展和变化规律的科学。它是以医务工作者的道德为主要研究对象，并评价人类所有的医学现象是否符合道德的学科，是医学与伦理学相结合而形成的一门学科。医学美学和医学伦理学都具有社会功利性，在探讨和评判医学实践中的美、丑、善、恶方面是一致的。

实现这两门学科的任务均有助于社会生活的安宁稳定，有助于社会劳动力的保护，有助于社会经济、文化水平的提高，还有助于医患关系、净化医疗环境的改善。医学美学主要包括医学美基本理论、医学审美关系与医学审美实践等方面，医学伦理学主要内容有医学道德基本理论、医学道德的规范系统和医学道德的实践 3 个方面；医学美学是以美、丑作为评判标准，以健康和提高生命质量为前提。医学伦理学以医学道德规范作为标准，并依靠社会舆论、传统的公序良俗和大众的内心信念来维持。两者都追求美，但追求美的形式有所区别。

五、与人体美学和医学人体美学的关系

人体美是医学审美对象的核心，是人类对自身的认识与评价，使人体本身有了审美价值。为了自身的利益，采用自然科学的手段研究人体解剖学、生理学、病理学、人体运动学、体质人类学、人体测量学等，以便于理解、维护和发展人体的各种功能。目前，医学力求从人的整体需求出发，以全面满足人的生理和心理全方位需要为目标，即增强人的健美素质，提高生命质量，力求使人生存得更加美好，使人在躯体上、心理上和社会上适应，这是新医学模式的最高目标。科学的理性分析产生了人体美的标准，为人体审美提供必要的条件。

医学美学和人体美学对人体进行的研究目的有所不同。人体美学认为人体有诸多存在方式。裸体是一种；通过装饰过的人体是另一种，是艺术家通过构思创造的艺术品人体。此外，还有各种体育运动、舞蹈等多种艺术人体形态。人体美学是通过人体的直观写照和以人体为主题而不受真人限制所进行的艺术创造。而医学美学研究现实的人体美，是以健康为基础，具有生命活力的人体美。医学人体美是在"按照美的规律"改造客观世界的过程中也改造自身，从而逐渐形成一种自然之美。应该说，医

学人体美首先是自然生理机制的产物，艺术人体美是人们意志的产物。艺术人体美是理想的人体美，是依据艺术家的整体素养，按照一定的审美理想、美学观念，同时借助某种物质、媒介和艺术手法而创造的一种美的形态。医学人体美，是一种自然美。人体是自然界最完美的造化，体现了如典雅、优美、热情、智慧以及创造欲望等优秀品质。它指人体在形式结构、生理功能、心理过程和社会适应等方面都处于健康状态下的合乎审美规律的协调、匀称和统一，这是一种富有形体美和生命活力美感的人体。

医学美学对现实人体美和医学人体美的研究不断加深，逐步建立更加科学、系统的医学人体美的概论。随着医学人体美研究的领域更广、内容更丰富，与美容医学联系也更紧密，必将成为美容医学的基础学科之一。

六、与心理学及其相关分支学科的关系

心理学主要研究人类心理现象及其影响下的精神功能和行为活动，涉及知觉、认知、情绪、思维、人格行为习惯、人际关系、社会关系等许多领域，也与日常生活的许多领域——家庭、教育、健康、社会等发生关联，主要通过观察人类的行为、表情来描述、解释和预测心理活动。医学美学与心理学密切相关，如医学心理学、医学审美心理学、美容医学心理学等。

1.医学美学与医学心理学　医学心理学是医学与心理学相结合的一门学科。主要研究心理因素在人的健康与疾病及其相互转化过程中的作用和规律。医学美学也涉及心理问题，在心理学的一般原理指导下，仅以下面3个方面来研究心理学问题：①审美对象，即研究客观世界中各种美的现象和要素对人健康和疾病的影响；②研究医学审美主体在医学审美过程中的心理、生理学机制；③研究医学审美主体与医学审美客体的相互关系。

2.医学美学与医学审美心理学　医学审美心理学既是医学美学的分支学科之一，也是医学心理学的分支学科之一。其研究的主要内容：①各种美的现象和要素对人健康和疾病的影响；②审美主体在医学审美过程中的心理、生理学机制；③医学审美主体与审美客体的相互关系。医学审美心理学的研究发展更加纵深和具体化，是这3方面内涵的补充和丰富。医学美学在学科外延上远远宽泛于医学审美心理学。

3.医学美学与美容医学心理学　美容医学心理学是以医学心理学为理论基础，针对美容医学临床实践中出现的心理问题及其规律的研究，属于应用心理学的分支之一。在运用医学美学理论来指导美容医学实践的过程中，美容医学心理学可与医学美学起到相辅相成的作用，两者都属于美容医学的基础学科。

美容医学心理学研究容貌对人格心理的影响及外形问题导致的各种心理障碍，医护人员既要注重医疗技术的改进，同时更应将医学美学与医学心理学的知识有效渗透其中，使美容医学实践达到"双维效果"。

第三节　学习医学美学的意义

1.学习医学美学是落实党和国家教育方针政策的需要　美育是党的教育方针的重要组成部分。党的十八大以来，以习近平同志为核心的党中央高度重视学校美育工作，把学校的美育工作摆在更加突出的位置。2020年，中共中央办公厅、国务院办公厅印发《关于全面加强和改进新时代学校美育工作的意

见》，文件指出，第一，要以习近平新时代中国特色社会主义思想统领学校美育改革发展。明确新时代学校美育为什么做、做什么、怎么做，进一步凸显美育的价值功能，进一步完善美育的系统设计，进一步拓展美育的实施路径，进一步强化美育的组织保障。第二，聚焦突出问题，明确改革发展的重点任务，推进新时代学校美育迈上新台阶。学校美育要适应全方位素质教育要求，要适应教育现代化的要求，要适应全面实现小康社会和两个百年目标。因此，医学生的美育教育也要推陈出新，医学教育工作者要力争在课程教学、师资队伍、条件改善等方面进一步提高改进。

目前医学院校普遍开设了相关美育选修课程，这些课程可以为学生树立正确的审美观念，提高学生审美品位。除进行普通美育课程教学外，医学生应该结合专业特点，加强医学审美的教育。更加注重医学美学的普及性和实践性，为每位学生打造自己喜欢的专业特长，切实可行地把医学审美和医学美学实践融入各医学学科。

2. 学习医学美学是现代医学发展的必然要求　医学离不开美，医学实践活动本身就是美、善同一的过程。现代社会使人类生活更加丰富，人类对美的追求更强烈。人们对生命的追求绝不是延长寿命这么简单，而且要有高品质的生活质量；对待疾病也不再满足于简单医疗，而是还要符合美学原理，这无疑对临床工作提出了更高的要求。当今的医学模式决定了心理、社会因素在医疗实践中占有至关重要的地位，这不仅体现在疾病的诊断上，在患者护理、治疗、康复及预防保健中也起着不可或缺的作用。而学习医学美学是全体医学生在人文素养教育中的重要一环。

现代医学模式的转变使医学科学、社会科学、人文科学之间相互渗透、相互融合，这种发展变化要求医学人才不仅要有丰富的专业知识，还必须重视自身的美学修养，形成正确的审美观点和审美情趣，以达到内在美和外在美相统一的美学要求。通过学习广泛的人文知识，有助于医学生树立科学的审美标准，提高审美素质。医务人员应树立良好的医德医风，尊重患者生命。应具有人文关怀精神，关心、体贴、尊重患者。要一切以人为本，以患者为中心，深入理解患者的诉求、期望。同时，敬畏科学，善于思考，勇于实践。进而培养医学生、医务人员的高尚美德，建立和谐、美好的医疗环境。干净整洁的医疗环境能改善患者的就医心态，使患者病情尽快好转。医学实践活动的进步提升、医护工作者能力和道德水平的提高及患者的康复都离不开医学美学的学习。

3. 学习医学美学是医学生自身发展的客观需求　医学是救死扶伤的学科，最需要人文关怀精神和科学素养。医学美学中，本着培养有情怀、有温度、有灵性的医护工作者理念，有助于培养学生关爱的责任以及奉献的精神。当代医学生是一群积极、主动、自由的审美主体，他们渴求医学知识、追求医学真理、勇于实践和开拓。通过学习医学美学，引导医学生积极探索医学美的起因和规律，并在医学实践中掌握医学美，进而创造医学美，从医学实践中获得"愉悦感"。通过医学实践的审美创造，提高医务工作者的审美创造能力，从而成为创造性主体人才。个人的知识结构和精神素养都关系着医学实践创造活动，因此丰富并提升医学生的知识结构，锻炼他们的精神品质和对待新事物的信念是尤为重要的。通过医学美学的学习，使医学生将形象思维方法和抽象思维方法有机结合起来，可以帮助和促进当代医学生创新潜能的激发。不仅要培养创新人才，还必须关注他们的综合素质提升。通过医学美学的知识性和概念化的讲授和宣传，使医务工作者在实践中养成完美人格，在鉴赏美和判断美方面能力有所提高，提升自身文化品位，进而树立更高的审美理想，在医疗实践中不断夯实思想堡垒，最终培养和造就高素质的医学人才，提高整个医疗行业的整体美学素质。

素质提升

纪念白求恩

1939年12月21日，毛泽东在《纪念白求恩》一文中指出："一个外国人，毫无利己的动机，把中国人民的解放事业当作他自己的事业，这是什么精神？这是国际主义的精神，这是共产主义的精神，每一个中国共产党党员都要学习这种精神。白求恩同志毫不利己专门利人的精神，表现在他对工作的极端的负责任，对同志对人民的极端的热忱。他以医疗为职业，对技术精益求精；我们大家要学习他毫无自私自利之心的精神。在整个八路军医务系统中，他的医术是很高明的。从这点出发，就可以变为大有利于人民的人。一个人能力有大小，但只要有这点精神，就是一个高尚的人，一个纯粹的人，一个有道德的人，一个脱离了低级趣味的人，一个有益于人民的人。"这篇文章收入《毛泽东选集》第二卷。

4.学习医学美学是医学生、医务工作者进行医学审美的迫切需求　医学审美是人类在医学活动实践中积累起来的认知、情感和能力，它包括审美感受、审美观念、审美理想和审美创造等一系列心理活动。

医学美学的内容既有扎实的理论基础知识，又融入了实践技能和学科前沿知识，体现了对医护综合能力的培养。同时，教学形式呈现多样性和互动性。旨在培养医护学生批判性思维和解决复杂问题的综合能力。比如视觉艺术训练就是培养观察力、注意力及思考的能力重要途径，因为观察是医护临床实践过程当中的一项非常重要的技能，医护工作者应该具备知晓患者病情、心理及其所处环境的敏锐性。

医学美学不仅指导医护工作者的人文美学意识，形成正确的审美观念，而且在医学实践活动中要提高认知、鉴别和创造美的能力。美容医学专业人员除需要有医学专业工作必需的基本素养外，还要能正确评价美、审视美；根据自身特点展示优雅美和青春活力美。而且要学习美学理论，在欣赏艺术与艺术实践中提高美学修养。这样才能让求美者信任，树立信心。

现代外科手术医师必须具有医学审美的意识和能力，外科手术的目的是维护、修复、塑造和增强人体美，因此要以医学审美作为依据和指导原则。在外科手术实施方案中要符合医学人体美的基本要求，既要实现结构美和功能美，更要实现人体形态美和韵律美。医生遵循医学审美原则，掌握并熟练地运用医学专业技术来实现合规律性与合目的性的有机统一。具体是指医疗实践的对象是人体，医生要根据人体的实际情况（畸、伤、残、病的人体和求美者的人体）及其客观的发展规律，通过医疗实现对象的优化和美化。

5.学习医学美学对医学美的创造有方法论上的指导意义　医学美贯穿医学理论、临床医疗、美容医学、预防保健、医疗管理乃至整个医学领域。医学美学既从理论上不断揭示人体美的一般规律，又指导从事维护、修复和塑造人体美的医学实践。医学美概念的外延基本包括两个方面：①人体美及其健康之美，即医学人体美；②维护、修复和塑造医学人体美，增进人的生命活力美感的一切医学现象，包括与之有关的一切医学技术实施、医学审美理论、医学审美行为、医学审美环境和医学审美关系等。

从医学美的内涵来看，它是存在于医学领域内诸多美的总和，它是关联到医疗卫生预防保健，且有益于人的身心健康的种种感性形象和理性形态。因此，在医学美概念的内涵上，可分为感性美与理性美两个方面，所以学习医学美学对医学美的创造具有方法论上的指导意义。

6.学习医学美学对人们的审美需求有重要意义　受益于人均可支配收入的增长、医疗技术的发展成熟、人口结构性变化以及日益提升的医疗美容服务的社会接受度，中国医疗美容行业近年来快速发展。据弗若斯特沙利文研究报告统计，中国医疗美容市场的增长率远高于全球市场，中国医疗美容市场拥有巨大的消费基数，也是全球增速最快、未来增长潜力巨大的市场。医疗美容市场在中国呈现蓬勃发展，不仅是地方、社会、经济形势转变的结果，也是文化、审美意识形态、医疗美容技术全球化的产物。同时，与美国、巴西、韩国等国家相比，中国医疗美容市场渗透率还远远偏低，在未来相当长的时间内，医疗美容行业还将持续快速发展。

医学美学的核心是医学人体美学。审美对象受生物、心理、社会、文化、时空等多种因素所影响，既要保持人体自然完整性，又要满足审美对象的文化内涵和社会属性；既要塑造人体的个性美，又要促进审美对象很好地融入群体；既要治愈人体的病痛，又要满足审美对象的内心愉悦。医学美学和医学实践活动紧密联系，单学科和多学科相互渗透，更加完善地展现了现代医学的人体审美观。

7.医学美学是美容医学专科医师必备的知识和技能　美容医学临床技术操作，是以医学美学和美容心理学为指导，运用药物、手术、医疗器械以及其他具有创伤性或侵入性的医学手段和方法，对人的容貌及各部位的形态加以修复和再塑，以达到维护人体健美为目的的一类医学技术。美容专科医（技）师的专业基本知识和基本技能的要求和目标：具备一般临床医师的基本知识和基本技能；具备当代已确立的美容医学整体学科中的某一门或两门分支学科（如美容外科、美容皮肤科、美容口腔科、美容中医科和美容医疗技术等）的临床基本知识和基本技术；具备医学审美的基本知识和基本技能；具备美容医学心理学基本知识和基本技能；具备良好的美容医学职业道德品格和职业形象。

医学美学理论的系统研究和健康发展，不仅从整体上促进了美容医学的形成，而且在美容医学各分支学科的临床实践中发挥了指导作用，促使各分支学科互相学习和共同发展。美容医师必须深入学习和揣摩医学美学中的各种形式美法则，诸如对称、均衡、和谐、整体性、节奏、黄金分割、多样统一等，从而力图精确地运用。美容医师的每一个动作与操作，都要轻巧、柔和，每一次造型都要充分考虑求美者的审美要求，运用审美想象，根据康复的基本规律，达到比较理想的审美效果。作为美容外科医师，手术操作的娴熟程度只是一个基本条件，必须掌握高超的审美预测能力，考虑到术后的三维效果，这种审美素养必须是对医学美学的深刻理解，对人体美、自然美、艺术美的知识与经验积累，以及长期的手术实践效果的反应。只有美容理论和审美实践完美结合，才能使医学审美实践达到一个较高的层次。

目标检测

答案解析

1.医学美学研究的对象有哪些？

2.医学美学的作用有哪些？

3.简述医学美学与医学伦理学的关系。

（赵树才）

书网融合……

本章小结

第三章 人体美与医学人体美

PPT

◎· 学习目标

1.通过本章学习，重点把握人体美的特征及表现形式；医学人体美的概念及特点；黄金分割比例，曲线美感；体型美和五官美的意义。

2.学会人体各部位的美，具有运用医学人体美理论解决临床实践问题、理解生命活力美的能力。

第一节 人体美与医学人体美的概念

人体美一直被人类作为重要的审美对象来研究、认识和表现，人既是大自然的造化，又是社会劳动实践的产物。体现了人类诸如和谐、典雅、热情、智慧以及创造欲望等优秀品质。当人体美成为人们研究探讨对象时，就形成了人体美学。

一、人体美的概念、特征及表现形式

（一）人体美的概念

人体美，是自然美的最高创造物，是社会美的源泉和最高存在形式，所以兼有自然美和社会美两方面的属性。文艺复兴大师达·芬奇说："'人体'是大自然中最美的东西，是存在于现实生活中的有血、有肉、有情感、有思维的人体之美，是一种具有生命活力的人体美。"它是在"按照美的规律"改造客观世界的同时改造自身而形成的自然之美。人体美是现实的、客观的，不随人们主观意志而转移的。

一般常说的人体美，从广义上来说，包括人的身材、五官、肤色、体态、发式、装饰的美，还包括人的风度、仪态、言谈、举止所表现出来的精神风貌和内在气质的美。狭义的人体美，主要指形体和容貌的形式美，以感人的、鲜明的、生动的形象直接作用于人的感觉器官，最易激起审美主体的情感，最富于形象的直观性和现实性。

（二）人体美的特征

人体美的生理形态属于自然美的范畴；人体美的形体和容貌作为人生存状态的感性表现，反映其经历、性格、品质，这又属于社会美。人体美主要表现在以下3个方面。

1.身材相貌 比例协调匀称是人体美的基本条件。

战国时期，宋玉在《登徒子好色赋》中写道："东家之子，增之一分则太长，减之一分则太短，著粉则太白，施朱则太赤。"意大利学者塔棱也说过："美是自然的一种作品，因为美在于四肢五官具有一定比例，加上适当身材和美好悦目的色泽。"这都说明了人体美的重要因素是人体各部位之间的比例协

调匀称。因此，我们可以认识到人体的上下、左右、前后整体关系，可以理解整体与局部的协调统一，可以感受到曲与直、方与圆、软与硬的对比与和谐产生的韵律节奏关系。

尤其是人体的曲线美，使人类对人体形成以曲线变化为核心的共同审美情绪。并且现代美学把多种人体黄金分割率的集合作为健美标准。

2.姿态动作　自然、和谐是人体美的重要表现。

人体的动作和姿态一般可分为静态和动态两部分，静态是人体在一定时间内的相对静止状态；动态是人体在各种活动中交换的不同姿态。无论静态还是动态，展现人体美，在形体的变化与动作协调中都能产生节奏、韵律、力量、幅度、速度等，使人体具有灵巧性、稳定性、协调性、准确性、柔韧性等和谐优美的动作姿态。中国古代对人体动作姿态的审美要求是做到"坐如钟、站如松、行如风"。西方也崇尚姿态美，如英国哲学家培根认为："在美的方面，相貌的美高于色泽的美，而优雅合适的动作美又高于相貌的美。"

3.气质风度　文雅大方是人体外形美与心灵美的和谐统一。

所谓气质风度，是指人的各种姿态长期形成的较为稳定的个体心理特征和精神面貌。气质是指一个人通过其职业性质、生活态度、言谈举止、兴趣爱好和情绪性格等行为方式，所反映出来的其特有的天资智慧、文化素养和道德品质。即人的气质蕴涵在形体之中，又通过形体、动姿和神态表现出来。它是人的生理素质与社会实践相结合的产物，是人的灵与肉的统一性表达。一般而言，美的气质风度应该是热情而不趋于轻浮，豪爽而不落于粗俗，潇洒而不流于傲慢，文雅而不失于做作。

素质提升

中国外科之父——裘法祖

1914年，裘法祖出生在西子湖畔的一个书香世家，1937年赴德国就读慕尼黑大学医学院。期间，裘法祖以中国人特有的智慧和勤奋潜心攻读，并以14门功课全优的成绩获得医学博士学位，并被留在慕尼黑大学教学医院施瓦本医院担任外科医生。由于勤奋努力，1945年，裘法祖获得德国"外科专科医师"头衔，受聘于土尔兹市立医院任外科主任。1946年，中国抗日战争胜利的消息传到德国，32岁的裘法祖拒绝了导师和友人的挽留，辞去外科主任的职务，卖掉汽车，退掉房子，带着妻子和孩子，回到阔别已久、满目疮痍的祖国，决定以一腔热血回报祖国。1947年，他受聘为上海同济大学医学院（现华中科技大学同济医学院）外科教授，1年后接任外科主任一职。

1951年，抗美援朝战争前线急需医疗力量，裘法祖就带头报名参加了第一批抗美援朝医疗队。在报名志愿书"工作地点"一栏中，他义无反顾地选择了最危险的地方。

裘法祖不仅有着高超的医术，更有着大医的大爱之心，他的一生，不为名，不为利，他将自己的科研奖金全部捐出。2001年，裘法祖获得"医德风范终身奖"。他带过的学生不计其数，肝胆外科专家吴孟超、器官移植专家夏穗生，都师从裘法祖，他无疑是医学巨星。

"德不近佛者不可以为医，才不近仙者不可以为医"，裘法祖说："我的名字叫法祖，有点像佛教中和尚的称谓。做一名好医生，就应该是一身正气、两袖清风、三餐温饱、四大（名、利、权、享乐）皆空。"

裘法祖用一生践行了什么叫医者仁心，什么叫大医精神。他一生致力于党和国家的医疗卫生、教育、科研事业，开创了中国医学史上的多个先河，而且广泛开展并促进了国际的医疗合作与交流。

二、医学人体美的概念及特征

（一）医学人体美的概念

医学人体美是指人体在正常健康状态下的形态结构、生理功能、心理过程和社会适应等方面上的全方位的合乎目的的协调、匀称、和谐和统一，这是一种富有体形美和生命活力美感的人体。它是一种人的自然美、心灵美和社会美的高度和谐统一的多层次系统，当人体美成为医学研究和实施对象时，它就是医学人体美。

医学人体美内含一系列成对存在的子概念。

1. **现实人体美和标准人体美** 现实人体美指人类社会以来一直存在于现实生活中的有血、有肉、有情感、有思维的人体之美，是一种具有人的生命活力的、生机勃勃的人体美，它是人在自然进化与生产实践相结合的漫漫历史长河中，按照美的规律改造客观世界的同时也改造自身，而逐步形成的一种自身之美。它是现实的、客观的，不随人们的主观意志为转移的，它既是"大自然中最美的东西"，也是"社会存在物中的最高最美的形态"。标准人体美是艺术家和医学家从不同的渠道和方式，对现实人体美加以探索、研究、提炼和追求的"产品"，是供人欣赏的关于人体美的"艺术作品"。后者从现实人体美中提炼的"产品"则有先后两代：第一代是关于人体美的标准参数，这是一种医学美学理论产品，即所谓标准人体美；第二代是再运用标准人体美的科学理论来维护、修复和塑造现实的人体美，以激发其生命活力之美，达到现实人体美的再现和升华的目的。

2. **体形美和结构美** 体形美是指人体的形态美，它是形式美法则在人体美中的集中表现，所以它又被称为人体的"形式美"。体形美以人的特殊有机结构为框架，这些有机结合是均衡、匀称、精密、有序的，是自然美的形态，称之为人体的生理结构美，简称"结构美"。人体的生理结构美分为宏观结构美和微观结构美。宏观结构美指人体的整体美及其各部位之间的均衡、匀称、协调之美，通过色调和谐的皮肤、结膜、角膜、黏膜、指（趾）甲和毛发等表现出来，还通过框架比例匀称的骨骼肌肉展现出来；微观结构美指人的体内细胞、染色体和DNA双螺旋等微细结构之美。

3. **功能美和生命美** 人体生理结构美是为了承担生理功能而存在的。不同的结构承担着不同的功能任务，而且不同的功能任务也决定着不同的生理结构。这些生理功能的常态也是一种自然美，一种自然有机状态之美，即人体的"生理功能美"。人的生理功能美使人的体形美和结构美呈现出一种生命活力之美。生命活力美，既是人的生理结构美和功能美的体现，又是人类本质的集中反映。

4. **体魄美和智能美** 体魄美是人的体形美、结构美、功能美和生命美在同一个体中的高度统一的表现，它以健康为基础。以强健和结实为特征的，男性表现为魁梧、粗犷、雄健、豪放和挺拔的阳刚之美；女性则表现为苗条、丰满、圆润、细腻和富于弹性的阴柔之美。人体美是"万物之灵的美"，"灵"就是区别于动物的一种本质特性——智能美，智能是指人类能动地认识世界和改造世界（含自身）的才智和本领，是人的认识能力和行为能力的总和。智能是人的思维素质、社会影响（含教育）和个人勤奋3大因素相互作用的产物，其核心是思维素质。思维即思想或思考的方式和过程，是人的大脑对客观事物的概括和反映。思维和智能之美以体魄美为基础，同时又是体魄美的升华和进化，从而使人的生命美成为大自然中至高无上的奇迹和造化。

5. **动姿美和气质美** 动姿是指人的动作和姿势。动姿美是身体各部分配合协调的表现。人的一举一动，一颦一笑都是协调的。气质指一个人通过其职业形象、生活态度、言行举止、兴趣爱好和情绪性格等行为方式，所反映出来的特定的天赋智慧、文化素养和思想品质的总和。气质学说最早由古希腊医学家希波克拉底所创立，他认为人的气质可分为多血质、黏液质、胆汁质和抑郁质4型。巴甫洛夫进一步揭示了其生理学基础，认为应按高级神经活动状态分为强而平衡灵活型、强而平衡不灵活型、强而不平衡型和弱型4型。现实生活中，很少有人具有某种单一气质类型，多数人以某种气质为主，兼有其他类型的气质特点，一个人越是拥有多种气质特点于一身，就越富于美感和魅力，这就是"气质美"的特点。一个人特定的气质美，往往决定其特定动姿美，并以动姿美为其特定的外化形式，一个人的行为美则是其动姿美与气质美相统一的表现。

（二）医学人体美的特征

1. 人体形式美的和谐统一

（1）人体形式美表现在人体生理结构和微观结构的完整统一　任何美的事物都是首先通过形式美来表现其美而给人以愉悦感，人体美是自然天成的聚集所有形式美法则于一身，诸如对称、匀称、均衡、整体性、节奏、主从、和谐、对照、黄金分割和多样统一等。形式美法则无不全方位地反映在人体。从生理结构和微观结构看都能体现人体形式美，从微观结构看人的体内细胞、染色体和DNA双螺旋等也体现了人体形式美。人体美在局部与整体、局部与局部、机体与环境、躯体与心理等对应关系上都是协调一致的。人体美有血、有肉，是生理结构和微观结构和谐统一的整体。

（2）人体形式美表现在人体运动中韵律与节奏的和谐统一　人体的动态美体现在形体不断变化的微妙连贯性，具有韵律感的转折、高低、起伏的轨迹线。每一块肌肉的活动与人体的动作都存在协调的关系，人体动态线的强弱、长短、急缓、疏密产生节奏。变幻体形与人体运动中的和谐、韵律和节奏不断交互、融合，表现出静中有动、物物相关的均衡。

2. 人的心理与躯体的和谐统一　身、心健康是完整人体的表现。任何心理反应都伴随着一定的身体变化，两者互相影响。灵魂美在人体美中起着相当重要的作用，塑造人的精神世界，医学人体美是体形美和心理美的有机统一。人的体形容貌和生理结构是先天形成的，而气质风度作为人的内心体验和精神实质，是后天所塑造的心理现象。

3. 人的自然美和社会美的和谐统一　人体美是自然美和社会美之间的一个特殊形态美。从生理形态来说它属于自然美的范畴；作为生存状态的一种感性体现，它反映了个体的性格、品质、经历和深刻的社会内容。这时，人体美又属于社会美的范畴。

人类自然进化过程中是以种族社会的生存有益发展来选择的，保留了对色、形、音及一定的组织形式天然美的喜好，同时又增加了社会性原始美的内容。劳动创造了人类社会，也创造了美。人体一半是自然的杰作，一半是社会的产物。

不同时期、不同社会群体对人体美的标准也不一样。我国春秋时期便有"楚王好细腰，宫中多饿死"之说，而唐朝以胖为美，崇尚丰满、健硕，宫廷女子以丰腴为美。因此，不同时期和不同阶层的人的身体总是感性地表现着不同的社会本质。

4. 人的普遍性和差异性的统一　人体美普遍性表现在左右对称、比例均衡、线条柔和、体形匀称、动作姿态协调等方面。美貌的人容貌比例差异在5%以下。与标准容貌比较差异比例越大，美就向丑转化，到一定程度就出现畸形状态。由于各种民族、不同年龄、不同性别的人以及同一个体不同情绪状态存在差异，也体现了人体美的差异性。人体美是普遍性与差异性的统一。

5. 以生命活力美为核心　人的生命活力美是人全面本质的综合体现，是自然进化和劳动实践相结合的产物，人的生命活力美是使人的血、肉等有机物质与情感、思维、心智、伦理等社会性要素相互联系组合的一种最高层次的美。因此生命是人体美的载体，人体的生理机能和形态结构是在生命过程中逐渐发展和完善的，生理机能和形态结构正是构成人体美的两个要素，只有生命美才能赐予人体美。健康使人体美增色。一个健康的机体首先必须具有健全的身体结构，各器官系统具有良好的机能，健全的神经体液调节机能，能够调节、代偿和适应体内外环境的变化，健康使人增强了人体美；反之，疾病和衰老使人体美减色。人体美随着生命活动的终结而消失。

三、医学人体美的具体表现

医学人体美是一种富有形体美和生命活力美感的人体美，它是人的自然美和社会美的高度和谐统一的多层次系统。这一概念，体现了中国传统的天人相应的人体美学思想。它的基础是健康，而且是有生命、有思维、有情感的现实人体美。医学人体美是指人体在正常状态下的形体结构、姿势动作、生理功能的协调统一。其形态结构、生理功能是人体美的基本要素，决定了人的形态之美，它是形式美法则在人体美中的具体表现。

（一）人体的黄金分割比例

两千多年前由古希腊哲学家和数学家毕达哥拉斯最早发现黄金分割比例。这种比例关系后来被古希腊的美学家柏拉图誉为黄金分割律（1∶0.618）。黄金分割律以严格的比例性、艺术性、和谐性，蕴藏着丰富的美学价值。以这种比例创造出的建筑物和艺术品都被认为是美的表现，并且运用到包括绘画、音乐等各个领域，如古埃及金字塔，雅典巴特农神庙，文艺复兴时期达·芬奇的绘画作品《蒙娜丽莎》，米开朗基罗的雕塑作品《大卫》，还有莫扎特、贝多芬、巴赫的音乐，乐曲的高潮部分一般会出现在黄金分割点上。人类的审美客体是人类本身，是自然界存在的最高形式。人体美是大自然无数美好事物中最杰出的典范，人体全身都存在着黄金分割这种绝妙的比例。黄金分割律可以证明人体各部分之间的比例关系：肚脐作为人体的黄金分割点，膝盖作为足底至肚脐的黄金分割点，咽喉作为头顶至肚脐的黄金分割点。我国学者孙少宣和彭庆星等通过对人体实际研究指出，健美的人体存在着12个黄金分割点、8个黄金矩形（宽与长的比值等于或近似于0.618的长方形，如头部轮廓、外鼻轮廓、口唇轮廓、手部轮廓、躯干轮廓等）和6个黄金指数（人体面部、躯干、四肢中的线段存在黄金分割律比例关系，如目面、鼻唇、目唇、四肢等）、4个黄金三角（三角形的腰底比等于或者近似于0.618的等腰三角形，其内角分别是36°、72°、72°）。评判人体形态美的重要依据是符合0.618比值的人体美学参数，接近黄金分割律的因素越多，这个人的形体就显得越美（图3-1）。

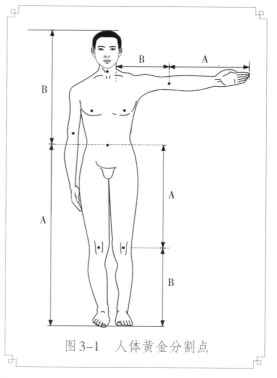

图3-1 人体黄金分割点

最早最典型的代表是古希腊波莱克利特乌斯提出的人体标准比例理论。把美学的原理和人体各部位相互之间或各部位与整体之间协调的比例关系结合起来，并用数字比例来衡量标准的人体美。如将双臂向两侧平展，两手中指指尖的距离约等于身高；以耻骨联合上缘为中点，从头顶至中点的长度与脚底至中点的长度大致相等。目前较为通用的人体美感比例：标准人的身高为头长8倍（东方人是7~7.5倍）；前额发际至眉弓≈眉弓至鼻底≈鼻底至颏尖。

（二）曲线美

大自然中有着千姿万态的曲线美，作为万物之灵，人类形体上体现着更多的曲线美。曲线美是人体美的表现形式，构成人体的表面轮廓和形象基础。在躯体，有颈、胸、腰和骶4个生理弯曲，形成首尾相连的脊柱双"S"形的曲线奠定了现代人典型的曲线美。尤其是女性体态丰腴、起伏波动、珠圆玉润的曲线特征；男性发达隆起的胸肌、肩胛区、倒三角形的身躯；在头面部，有弧形的眼睑、弯月形的眉毛、线条流畅俊俏的鼻峰、水波状的唇弓、面部轮廓高低起伏等；形成许多个不同走向的"S"形、"W"形和"M"形的优美曲线，充分表现了人体特有的立体感和造型上的曲线美。人的骨骼和肌肉的协调形成一种特殊的曲线美，曲线具有强烈的动态感和修饰、软化其他线条和角形的作用，给人以联想、满足和快慰。人体以柔和、对称、生动、和谐的曲线轮廓显示出特有的人类动态和静态、局部和整体之美。

古希腊雕塑米洛岛维纳斯，即断臂维纳斯是卢浮宫的镇馆之宝之一。维纳斯在希腊神话里是爱与美之神，也象征着丰饶多产，被称为完美人体的象征。这尊雕塑展现的蛇形线比任何线条都更能创造美，可以称之为美的线条。失去双臂之后的维纳斯其实更加符合美学上对于曲线美的要求。虽然是曲线，但整个雕像整体上还是非常均衡匀称的，其实是因为维纳斯不管从哪个角度都很吻合黄金分割比例。其头顶至肚脐和肚脐至脚跟这两部分高度比例值是0.618，头部和身体的比例是1∶8，当今世界选美比赛，都会依据这个标准。因此，证明古希腊人创造了审美规范，建立了美的方程式。

第二节 体型美

一、体型美的标准

体型美包含了骨骼、肌肉的发育情况，人体的外形美以及人的精神气质。是通过人体轮廓形态、姿势、姿态、弯曲度等要素展示出来的，人体是否对称、均衡、匀称和充满活力。体型健美的核心是比例恰当，符合人体比例美。但由于历史文化、地理位置、生活习惯、宗教信仰以及审美情趣的差别，体型美的标准并不完全一致。

（一）世界卫生组织提出的"健康美"标准

体重正常，身体比例恰当，头、肩和臀在直立时位置协调；肌肉发达，皮肤富有弹性，眼光清晰明亮，反应敏捷；牙齿整齐、洁白，牙龈色泽正常；有一定抵抗力，不易感冒；精力充沛，能有条不紊地处理日常生活和工作；生活态度积极、乐观，勇于承担责任；生活有节，起居规律；勤用脑，应变能力强，能主动适应外界环境的各种变化。

（二）现代女性体型健美的标准

现代女性在追求形体美的热潮中，都很关心健美体型的比例和标准，女性体型健美离不开女性的特征——丰满而有弹性的乳房、适度的腰围、结实的臀部以及健美的大腿等，这是体现女性特有曲线美的重要部分。平胸、粗腰、腿短的女子是不能体现出女性迷人风姿和特有魅力的。瘦弱的身材也难给人以美感。一般而言，标准体重是健美体型的重要条件，也是反映体型美的标志之一。体重不足45kg的女性，其胸部、臀部发育正常者极少，很难具有曲线美的健美形体。女性身材的比例也是衡量体型美的重要因素。

现代女性体型健美的比例标准：整体比例以脐点为界，头顶到肚脐与肚脐到脚跟比例应接近3：5（黄金分割）女性身体的中点应在耻骨联合处。平伸双臂，两中指指尖之间的距离应等于身高。头高应等于身长的1/8。颈围约等于小腿围。乳房与肩胛骨应在同一水平线上腰围约等于胸围减20cm。现代社会，无论是生产、生活还是审美，都要求女性应该精干、肌肉强健，有区别于男子的曲线美，既不失女性的妩媚，又足以承担生活上的重任。现代女性以"健美匀称"为标准。综合中外专家的观点，公认的现代女性健美标准有以下12个方面。

1. 骨骼　发育正常，站立时，头、躯干和下肢的纵轴在同一垂线上。
2. 身体各部分比例　匀称，上、下身比例符合"黄金分割"，胸围、腰围与臀围比例为3：2：3。
3. 肤色　红润有光泽，肌肤柔润、嫩滑而富有弹性。
4. 皮下脂肪　适度，体态丰满，体重接近女性美学体重。
5. 眼部　眼大有神，五官端正并与脸型协调配合。
6. 双臂　骨肉均衡，双手柔软，十指纤长。
7. 双肩　对称，圆浑健壮，微显削，无缩脖或垂肩之感。
8. 脊柱　正视成直线，侧视具有正常的体型曲线，肩胛骨无翼状隆起和上翻的感觉。
9. 胸廓　宽厚，胸部圆隆、丰满而不下坠。
10. 腰部　细而有力，微呈圆柱形，腹部呈扁平。
11. 臀部　鼓实微呈上翘，不显下垂。
12. 下肢　修长，两腿并拢时正视和侧视均无弯曲感。

（三）现代男性体型健美的标准

由于时代、地域、民族等差异，关于现代男子体型健美的标准观点不尽一致。有人认为，男子汉应该是"身材高大，体格魁梧，虎背熊腰，有阳刚之气"；也有人认为应该是"高矮适中，面貌清秀，体型修长，文质彬彬"。综合考虑各种因素，形成以下现代男子体型健美的标准。

1. 身高　适当从男性体型健美角度出发，男性身高应为中等以上身材。
2. 肌肉　是人体力量的源泉，也是健美的象征。健美的体型、健壮的体魄和发达的肌肉密切相关。在艺术家、人类学家的眼里，男性发达的肌肉和健壮的体魄是人体的重要因素。发达的颈肌能使人颈部挺直，强壮有力；发达的胸肌能使人的胸部显得结实挺拔；发达的肱二头肌、肱三头肌及前臂肌群，可使手臂线条鲜明，粗壮有力；覆盖肩部的三角肌可使肩部增宽，加上发达的背阔肌，就会使躯干呈美丽的"V"字形；有力的竖脊肌能固定脊柱，使上身挺直，不致弯腰驼背；发达的腹肌能增强腹压，保护内脏，有利缩小腰围，增强美感；发达的臀部肌肉和有力的下肢肌肉，能固定下肢，支撑全身，给人以坚定有力之感。

男性应该具有适当的身高、发达的肌肉、恰如其分的人体比例、健壮的体魄、端正的姿态、潇洒的风度，以及发自心灵深处的勇敢无畏、刚毅果断、坚忍顽强的精神气质。

二、影响体型美的主要因素

影响体型美的因素纷繁复杂，一般而言，决定体型美的因素可分为两类：①相对稳定的，因素如遗传、性别等；②可变的因素，如地理、疾病、年龄、饮食、锻炼和情绪等。

1. 遗传　是决定体型的主要因素，特别是对身高和体重影响最大。遗传对男性身高的影响为75%，对体重的影响为63%；而对女性身高的影响为92%，对体重的影响为42%。在日常生活中可以看到，父母都胖的家庭子女多半都为肥胖体型，父母为瘦高型其子女亦多呈瘦高型。

2.**地理因素** 中国人的体型特征还受到地域因素的影响，包括气候、日照以及居住地域饮食习惯等。以长江为界分为南、北两大地区类型：北方类型的人身材较高大，呈典型的北方大汉；南方类型的人显得身材瘦小一些。

3.**年龄** 人体的体型随年龄的变化而变化。其中变化最大的是头部与躯干、四肢与躯干的比例。胚胎2个月时，头长是身高的1/2；刚出生时，头长是身高的1/4；18岁时，头长大约是身高的1/7。发育过程中，下肢与全身的比例越来越大，胸部和肩宽变阔；步入中年后，人的腰围变粗，体重增加，体型显得臃肿；进入老年后，人的身高变矮，腰围变细，背部弯驼，肌肉萎缩。

4.**疾病** 体型与疾病有着密切关系，体型的改变是诸多疾病所引起的。医学研究已经证实，下丘脑或其周围组织的炎症、肿瘤、细胞变性等均可导致患者食欲亢进，从而引起肥胖；甲状腺功能亢进的患者，由于代谢旺盛，可导致患者消瘦；乳房发育问题，如乳房下垂、小乳症、乳房肥大、乳房不对称及乳房患病后切除，对形体影响都很大；肺气肿所致的桶状胸、强直性脊柱炎所致的驼背、佝偻病所致的鸡胸等胸背部疾患，不仅影响正常的生理功能，而且严重破坏体型；各种先天或后天因素导致肢体的残疾、O形腿、八字脚、肢端肥大症等对体型的影响更加明显。

第三节　体姿美

体姿就是人的身体处在某一姿态，同时人体各部分在空间的相对位置，又称体态、仪态。人的发型、化妆、服饰是静态美；体姿则是动态美，体姿美是人体美的重要组成部分。优美的体姿、健美的体魄，不仅能充分表现体形美，弥补体形上的缺陷，还能反映出一个人的风度气质和精神面貌，是展现人外在美和内在美的窗口。

一、体姿

1.**静态体姿** 是指人体各部分在空间处于相对静止状态时所呈现的姿势。如站、坐、卧以及运动中某一瞬间的造型等。

2.**动态体姿** 是指人体各部分在空间沿着直线或曲线移动时所呈现的动态姿势。如跑、跳、舞蹈、体育运动等动作，均能充分表现出人体的动态之美。

二、体姿美的标准

1.**挺拔的站姿** 站姿是指人体站立时（立正）的姿势。站姿要做到挺、直、高。正确健美的站姿给人以挺拔笔直、精力充沛、舒展俊美、充满自信的感觉。基本要领是头正，双目平视前方，下颌微收，面带微笑，挺胸，收腹，立腰，挺腿，双肩放松，双臂自然下垂；头、颈、躯干和两脚中线在一条垂直线上。这些站姿是规范的，但要避免僵直硬化，肌肉不能太紧张，可以适宜地变换姿态，追求动感美。不论男女站立的姿势都应做到颈、胸、腰等处要保持正常的生理弯曲，身体重心要尽量提高，给人以舒适、挺拔感。女性可稍微低头，突出温婉之美，挺胸突出自信，收腹提臀，以增加女性曲线美。

生活中，应做到自然而然地保持优雅姿态，尽量避免僵硬、含胸、弯腰驼背、肩部下垂等不良姿势。切忌塌腰、挺腹，过分偏移重心至一腿的站姿，防止造成脊柱变形、肩部低垂等疾患。

2.**沉稳的坐姿** 坐姿包含入座、坐位、起座时的姿势，基本要求是端庄、大方、自然、舒适。入座时，应以轻盈和缓的步履，从容自如地走到座位前，然后转身轻而稳地落座，并将右脚与左脚并排自然摆放。坐定后，上身正直舒展，腰部挺起，重心落在臀部上，头部保持平稳，两眼平视前方，下颌微收，两脚自然落地并稍分开，双手掌自然地放在膝头或者座椅的扶手上。起座时，宜双脚一前一后，略向前倾，脊柱起到平衡作用。

女士入座时，若着裙装，应用手将裙摆稍微收拢一下；就座时不可跷二郎腿，更不可将双腿叉开。

就座时，无论男女，双手都不应叉腰或交叉于胸前，更不要摆弄手中的茶杯或将手中的东西不停地晃动，切忌不时地拉扯衣服、整头发或抠鼻子、掏耳朵。青少年坐姿端正可以避免脊柱弯曲、近视、驼背的发生。

3.优美的卧姿　良好的卧姿可以保证心血管、呼吸系统在安静状态下的正常工作，并有助于消除肌肉疲劳。为保证心脏不受压，一般宜朝右侧卧，胃幽门和小肠回盲口都向右侧开放，还有利于胃和小肠的排空；屈腿侧卧位可表现出安静的曲线美。为防止局部受压发麻甚至出现痉挛现象，仰卧也是一种较好的卧姿，但不要把手放在心前区，同时应注意选择合适的枕头。

4.稳健的走姿　行走的步伐、动作可以反映出人体的动态美和韵律美。起步时，上身略向前倾，身体重心落在前脚掌上。行走时，双肩平稳，目光平视，下颌微收，面带微笑。手臂伸直放松，手指自然弯曲。摆动时，以肩关节为轴，上臂带动前臂，前后自然摆动，摆幅以30°~35°为宜。步幅适当，一般应该是前脚的脚后跟与后脚的脚后跟相距一脚长。跨出的步子应是全脚掌着地，膝和脚腕富于弹性而不僵直。

行走时，避免头部先前伸或低头；不要左顾右盼；避免左摇右摆，大甩手；也不要弯腰驼背，歪肩晃膀，步履蹒跚；不要双腿过于弯曲，走路不成直线，更不要走"内八字"或"外八字"。轻盈自然的步态可以增强下肢肌肉和韧带的张力和弹性，保持膝关节和髋关节的稳定性和灵活性，使人展现出文明、有活力、自信的气质。

第四节　面部形态轮廓美

面型是指面部轮廓，是容貌美的基础，如果面型不佳，也影响整体容貌。一个比例协调、轮廓清晰的面型，配上符合标准的五官，就构成了自然美的容貌。面型的构成和美的标准是医学人体美所研究的重要内容之一。

一、面型的解剖结构

面型的构成主要取决于颅面骨骼的形状和面部的丰满程度。构成面型的骨骼是额骨、鼻骨、颧骨、上颌骨和下颌骨。

构成面型的骨骼围成的4个几何图形如下：①前额连接着头顶骨形成方形的体积；②对称的颧骨和部分上颌骨呈偏长方形体积；③上颌骨形成一个竖立的圆锥体；④下颌骨呈马蹄形。

这4块几何形骨骼彼此穿插、衔接，形成面型的立体关系和结构上的均衡，是我们观察和塑造面型的重要依据。

二、面型轮廓的特征

面部的轮廓特征还可以用4个弓形刻画出来：第一弓形在眉处环绕着面部，并随着前额突出出来，这是眉弓形；第二弓形从一侧外耳孔到另一侧外耳孔环绕着面部，顺着面侧的颧突移动，滑入面部正面的颧骨上，这是颧弓形；第三弓形是上颌弓形；第四弓形是下颌弓形。根据4个弓形的半径（弓形线段的长短），从美貌人群中找出的规律如下：颧弓形＞眉弓形＞上颌弓形＞下颌弓形。如果4个弓形结构紊乱，视为不美或畸形。因此，个性特征和面型是建立在弓形间相互关系和弓形内部变化的基础上的（图3-2）。

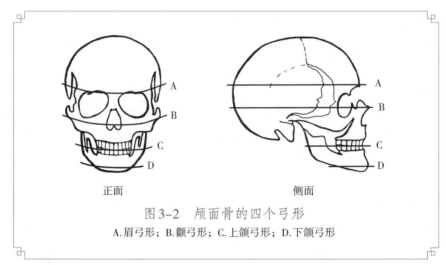

正面　　　　　　　　　　侧面

图3-2　颅面骨的四个弓形
A.眉弓形；B.颧弓形；C.上颌弓形；D.下颌弓形

额部代表精神和智慧的力量。古今中外，智者的形象都有着舒展宽广的额部。颧部的形态取决于颧骨，颧部大小适中则与鼻部、面颊和谐统一有关。颊部圆润使面容富有朝气，特别是在微笑时给人以亲切柔和的动态美。

三、面型的分类

人的面型各种各样，有图形分类法，即用几何图形形容面型；有字形分类法，即用汉学字形比喻面型。

（一）图形分类法

根据玻契分类法，将面型分为10种形态：椭圆形、圆形、卵圆形、倒卵圆形、方形、长方形、菱形、梯形、倒梯形和五角形。

1.椭圆形脸　特征是脸呈椭圆，额部比颊部略宽，颏部圆润适中，骨骼结构匀称。总体是脸型轮廓线自然柔和，给人以文静、温柔、秀气的感觉，是东方女性理想脸型。此种脸型也最受化妆师的青睐。

2.圆形脸　特征是上、下颌骨较短，面颊圆而饱满，下颌下缘圆钝，五官较集中。总体印象是轮廓由圆线条组成，给人温顺柔和的感觉，此种脸型年轻人或肥胖人多见。

3.卵圆形脸　特征是额部较宽、圆钝，颏部较窄、带圆，颧颊饱满，面型轮廓不明显，比例较协调，此种面型对女性不失美感。

4.倒卵圆形脸　特征是和卵圆形脸相反，额头稍小，下颌圆钝较大，此面型不显秀气灵性，但显文静、老成。

5.方形脸　特征是脸的长度和宽度相近，前额较宽，下颌角方正，面部短阔。总体印象是脸型轮廓线较平直呈四方形，给人以刚强坚毅的感觉。多见于男性。

6.长方形脸　特征是额骨有棱角，上颌骨长，外鼻也长，下颌角方正。总体印象是脸的轮廓线长度有余，而宽度不足。多见于身高体壮、膀大腰圆的人。

7.**菱形脸**　特征是面颊清瘦，额线范围小，颧骨突出，尖下颏。上下有收拢趋势，呈枣核形。总体印象是脸的轮廓线中央宽，上下窄，有立体线条感。多见于身体瘦弱者。

8.**梯形脸**　特征是额部窄，下颌骨宽，颊角窄，两眼距离较近。总体印象是脸型轮廓线下宽上窄，显得安静、呆板。

9.**倒梯形脸**　特征是额宽，上颌骨窄，颧骨高，尖下颏，双眼距离较远。总体印象是脸型轮廓线上宽下尖，显得机敏，但清高、冷淡。

10.**五角形脸**　特征是轮廓突出，尤其是下颌骨发育良好，下颌角外展，颏部突出，常见于咬肌发达的男性。

（二）字形分类法

将面部用汉字分类，可分为8种（图3-3）。

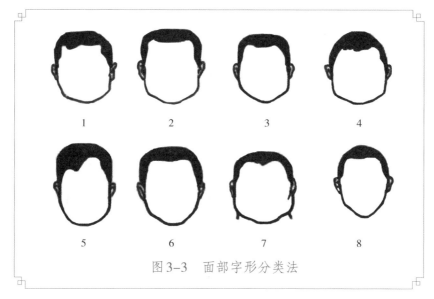

图3-3　面部字形分类法

1."田"字形　扁方而短，类似方形脸。
2."国"字形　面型方正，类似长方形脸。
3."用"字形　额方，下颌宽扁。
4."由"字形　上削下方，类似梯形脸。
5."目"字形　面部稍狭，类似长方形脸。
6."甲"字形　上方下削，类似倒梯形脸。
7."风"字形　额圆宽，腮及下颌宽大，类似五角形脸。
8."申"字形　上下尖削，类似菱形脸。

四、面型美的比例关系

一般认为高宽比例协调，轮廓线条柔和，五官分布对称为美的面型。当然，面型也存在着个性特征。

（一）正面比例

1."三庭五眼"　源于我国古代画论《写真古诀》。"三庭"指脸型长（高）度，将从发缘点到颏下点的距离分为三等分，即从发缘点到眉间点，眉间点到鼻下点，鼻下点到颏下点各为一等分，各称一庭共三庭。"五眼"指脸型的宽度，双耳间正面投影的宽度为五个眼裂的宽度。除双眼外，内眦间距为一眼裂宽度，两侧外眦角到耳部各一眼裂宽度，共是五个眼裂宽度，称"五眼"（图3-4）。

2.正面四等分　从面部中线向左、右各通过虹膜外侧缘和面部外侧界作垂线，纵向分割成四等分。

（二）侧面比例

侧面"三庭"以耳屏中点为圆心，耳屏中点到鼻尖的距离为半径，向前画圆弧。再以耳屏中点分别向发缘点、眉间点、鼻尖点、颏前点作4条直线，将脸部侧面划分为3个扇形的三角，即侧面"三庭"。最理想的夹角：∠α男性27°~32°，女性25°~30°；∠β男性22°~25°，女性23°~27°；∠γ男性32°~35°，女性31°~35°。一般看来β偏小，γ偏大，最大角与最小角之差以不超过10°为美。此法可以一目了然地观察人的侧貌形态。美貌的人，其发缘点、鼻尖点、颏前点均与圆的轨迹吻合。还可观察颏的前伸后退位置（颏最突点恰好落在圆弧上，称为美容颏），又可较精确地判断鼻背线的高低曲直（图3-5）。

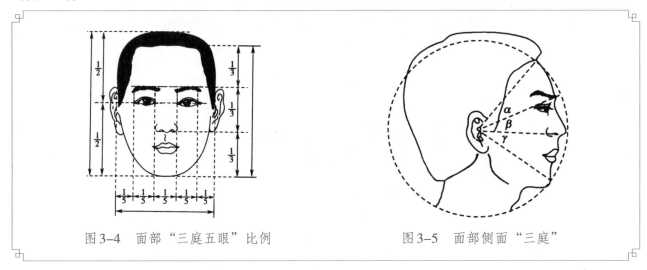

图3-4　面部"三庭五眼"比例　　　　图3-5　面部侧面"三庭"

第五节　容貌五官美

容貌五官美是健康之美，充满生命活力之美。五官的美感和正常形态及生理功能是息息相关的。

一、眉之美

眉是眼睛的框架，是容貌当中的重要结构之一，在容貌五官中起着重要的协调作用。在人体的五官中，除了眼睛最传神，能表现人的性格和内心以外那就属眉毛了。眉毛和眼睛的关系最能彰显和谐之美。眉的形态基本上是与眼睛的弧度呈平行状态，眉毛以线条流畅为美，眉尾稍高于眉头。双眉的位置、形态、长短、色泽相互对称并与容貌各部位协调契合。

眉横卧于眼眶上缘自内向外呈弧形生长，其内端称眉头，起于眶的内上角，两眉之间称眉间，眉的外侧端称眉梢，眉头与眉梢之间为眉身（眉腰），弧线的最高点称眉峰。男性近眼眶上缘处，女性大多位于眼眶上缘上方，稍隆起而富于立体感。

（一）眉的美学位置

1.**眉头** 位于内眦角正上方或略偏内侧，在鼻翼边缘与内眦角连线的延长线上。两眉头间距约一个眼裂长度。

2.**眉梢** 稍倾斜向下，其尾端与眉头大致应在一水平线上，并位于同侧鼻翼与外眦角连线的延长线上。

3.**眉峰** 位置应在自眉梢起的眉长外、中1/3交界处，或在两眼平视前方时鼻翼外侧与瞳孔外侧缘连线的延长线上。

（二）眉的分型

8种眉毛分型见图3-6。

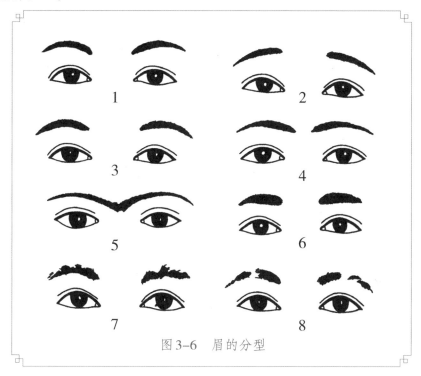

图3-6　眉的分型

1.**标准型** 眉头在内眦角上方稍偏内侧，眉梢于外眦角与鼻翼外侧连线延长线上，眉峰在自眉梢起的外、中1/3交点。眉的浓淡相宜，富有立体感，其弯度、粗细、长短、稀疏得体适中且与脸型、眼型比例和谐。给人优美、大方、舒展的感觉。

2.**下斜型** 眉梢低于眉头，双眉似"八"字，易给人滑稽、悲伤的印象。

3.**离心型** 两眉头距离过宽，影响五官布局，松散、不协调。

4.**向心型** 两眉头距离过近，超过内眼角位置多，易显得严肃。

5.**连心型** 眉头相连，虽见刚毅，但易给人"凶悍"感。

6.**粗短型** 给人刚毅，强悍印象，但不温柔。

7.**散乱型** 眉毛散乱无序，易显迟钝，精神不振，不秀气。

8.**残缺型** 眉毛不完整，有碍美观。

也有人将眉型以其相似物来命名，如柳叶眉、新月眉、兰叶眉、剑眉、卧蚕眉、扑刀眉等。一般来说，男性则是以剑眉、浓眉为美；女性以柳叶眉、蛾眉为美。粗细适中、浓淡相宜、线条优美的双眉对于顾盼神飞的双眸来说就像绿叶之于牡丹，衬托得双眼更加迷人，使整个面部轮廓显得明晰而和谐，使容貌更加具有美感。

二、眼之美

眼睛是容貌的中心，是容貌审美的主要标志。是人体最重要、最精巧、最完美的感觉器官，主视觉功能，外界信息的90%是通过眼睛获取的。一双明亮的眼睛，不仅能增添容貌的美而且能折射出心理活动，传递复杂的情感。眼睛形态、结构的协调是人类容貌美的关键，因此美学家把人的双眼称作"美之窗"。它是人类表达情感传递信息时的表情器官，起着非常重要的作用，反映着人的喜、怒、哀、乐等内心活动及情绪。

（一）眼的美学位置

眼的形态及位置既与眉相关联，又与鼻相关联。内眦间距平均30~32mm，与两侧鼻翼宽度、睑裂宽度大致相等，鼻翼过宽对眼型美有一定影响。鼻梁高低也对内眦间距及内眦赘皮形成有明显影响，鼻梁高，内眦间距显窄，内眦赘皮多；反之鼻梁低，内眦间距显宽，多伴内眦赘皮形成，影响眼部美学外观。鼻眶窝，也称内眦窝，为眼内眦部与鼻梁根部之间形成的凹陷，左右各一个。此窝的存在使鼻根部具有起伏协调的曲线美感，又称"黄金窝"，此窝消失或变平对眼型及容貌影响较大。鼻梁低平者，鼻眶窝多低平或不显，且多有赘皮形成，故临床进行塌鼻矫正或内眦赘皮矫正时注意此窝的形态。

（二）眼的美学观察

1.角膜、虹膜和瞳孔　角膜为无色透明状，因后面的虹膜和瞳孔而呈深色，通常被称为"黑眼珠"，角膜横径约11mm，正常直视时，会被上眼睑覆盖，露出率为75%~80%。巩膜呈不透明的瓷白色，表面覆盖有透明的、极薄的球结膜，通常被称为"眼白"。虹膜中央2.5~4mm的圆孔，即瞳孔，虹膜和瞳孔通过透明的角膜、房水清晰可见，虹膜内的环形括约肌和瞳孔开大肌可调节瞳孔的大小。它的颜色主要与基质内色素上皮所含黑色素多少和分布情况有关。白种人虹膜含色素少，由于光的衍射作用，多呈蓝色或碧绿色；黑种人含黑色素较多而呈标黑色；黄种人则介于两者之间，表现为棕色。另外，虹膜的颜色、纹理、结构，瞳孔的形态大小、位置、缩放情况等，均与眼的审美，尤其与眼神、情感传递有着紧密的联系。

2.睫毛　排列于睑缘前唇，上、下睑缘生有2~3行的短毛，有削弱强光和防止异物进入眼内的功能。一般睫毛的寿命为3~5个月。上睑睫毛多而长，有100~150根，长度平均为8~12 mm，稍向上方弯曲生长；下睑睫毛短而少，有50~80根，长度平均为6~8 mm，稍向下方弯曲。睫毛的长度和倾斜度因人而异，根据睫毛的倾斜度可以将其分为平直型睫毛、上翘型睫毛和下垂型睫毛。乌黑、浓密、上翘、弯曲的睫毛对眼型美及整个容貌美具有重要的修饰作用，使眼部更具有立体感。

3.眼睑　分上睑和下睑两部分，上睑宽大，其形态及活动对眼型影响很大。上睑皮肤表面可有两条横弧形沟纹，上方者称眶睑沟，闭眼时变浅或不明显。黄种人较浅，白种人较深、明显。下方距睑缘5~6mm，称上睑沟，有此沟者为重睑形态，无此沟者表现为单睑形态，由此可将上睑形态分为单睑型、重睑型、内双型和多皱襞型。

（1）单睑　又可根据上睑皮肤紧张松弛程度及皮下脂肪多少分为正力型、无力型（皮肤松弛型）和超力型（俗称肿眼泡）。

（2）重睑　上睑皮肤在靠近上睑缘上方处有一条皮肤皱襞，睁眼时此皱襞以下皮肤随睑板上提、张力增大而上移，俗称"双眼皮"。

（3）多重睑　上睑皮肤存在多个皱襞。

（三）眼的分型

1.标准眼 又称杏眼，眼睛位于标准位置上，男性多见。特点是睑裂比例适当，眦角软钝圆，黑眼珠、眼白露出较多，显英俊俏丽。

2.丹凤眼 属美眼一种，外眦角大于内眦角，外眦略高于内眦，睑裂细长呈内窄外宽，弧形展开。黑珠、眼白露出适中，眼睑皮肤较薄。富有东方情调，形态清秀可爱。

3.细长眼 又称长眼，睑裂细小，睑缘弧度小，眼白露出较少。眼光流而不动，迷人而富有魅力，个性温柔。

4.圆眼 也称荔枝眼、大眼，眼裂较高宽，睑缘呈圆弧形，黑珠、眼白露出多，眼睛显圆大。目光明亮，但相对少秀气。

5.小圆眼 睑裂高宽度短小，但本身比例适度，睑缘呈小圆弧形，眼角稍钝，眼球显小。给人以机灵的印象，但缺乏神采。

6.吊眼 也称上斜眼，外眦角高于内眦角，呈上挑状，显得机敏、锐利，但也严厉。

7.垂眼 也称下斜眼，外形与吊眼相反，双眼呈"八"字形，有的显得天真可爱，有的给人阴郁之感。

8.深窝眼 上睑凹陷不丰满，西方人多见。显得眼形轮廓分明，年轻时有成熟感，中老年易显疲惫、憔悴。

9.三角眼 主要因上睑皮肤中外侧松弛下垂，外眦角被遮，使眼裂近似三角形。

10.肿泡眼 也称鱼眼，眼睑皮肤肥厚，皮下脂肪臃肿、鼓突，眉弓、鼻梁、眼窝之间立体感减弱。显得神态不佳。

11.突眼 睑裂过大，眼球大、前突。黑眼珠、眼白暴露多。若黑眼珠四周都有眼白暴露，称"四白眼"，过度是病态表现。

12.远心眼 内眦间距过宽，两眼分开较远，使五官显宽，给人呆板之感。

13.近心眼 内眦间距过窄，两眼及五官呈收拢状，显严肃紧张。

14.眯缝眼 睑裂小而狭短，内外眦角均小，黑眼珠、眼白露出少，眼球显小。温和，但少神采。

三、鼻之美

鼻突出于面部最前端，具有严格的左右对称性，与下凹的眼睛相互烘托，增强了颜面部的立体层次感。鼻位于面中的1/3，鼻上端的起点是鼻根，鼻上端和眉、眼相连，下端通过人中和口、唇相接，左右与颧颊相邻，鼻翼由鼻唇沟维系，鼻在面部起着承上启下、联系左右的重要作用。鼻的形态结构、对称与否直接影响容貌的美与丑，因此鼻又被称为"颜面之王"。

（一）鼻的美学功能

鼻是呼吸道的门户，吸入空气的同时，具有灵敏的嗅觉，可以完成对气味的审美；还具有过滤、清洁、加湿、加热空气的作用，进而参与调解体温的作用；并能通过鼻肌和面部表情肌做出耸鼻、皱眉、鼻孔开大等表情动作。鼻腔是声道的一部分，通过共鸣作用使声音得以修饰。鼻子位置具有严格的轴对称性，额鼻形成的垂直线，与鼻根至耳孔的横平线相交成直角，是人类鼻子在面部结构中的基本规定。

（二）鼻的美学观察

鼻的美学观察包括鼻根高度，鼻背形态，鼻根凹度，鼻翼突出度，鼻孔形状，鼻尖和鼻基底方向等。

1.鼻根高度　根据鼻根在两眼内眦角连线上的垂直高度，可分3种类型。①低平：鼻根稍高于两眼内眦角连线，在7mm以内。②中等：鼻根高度为7~11mm。③较高：11mm以上。从种族差异看，白种人鼻型以细高型多，黑种人以阔扁型多，黄种人居二者之间。

2.鼻的长度　一般为6~7.5cm。

3.鼻的侧面形态　大体分为凹形鼻梁、直形鼻梁和凸形鼻梁3类。每一类又分鼻梁的短、中、长；鼻根的高、中、低；鼻尖的向上、向前、向下；鼻基底部向前上方、呈水平位、向前下方若干型。

4.鼻尖　根据形状分为尖而小，大小中等、圆尖适度，鼻尖肥大钝圆3型。

5.鼻基底　主要指鼻小柱和两鼻孔的外侧缘的位置，一般分为上翘型、水平型、下垂型3型。

6.鼻孔　传统方法将鼻孔形状分为6类3型，即圆形或近方形、三角形或卵圆形、椭圆形及长椭圆形。鼻孔最大径的方向也分为3种类型，即横向、斜向、纵向。

7.鼻根点　凹陷从侧面观察可分4级。①零级：鼻根点无凹陷，成直线连续。②一级：鼻根点略有凹陷。③二级：鼻根点明显凹陷。④三级：鼻根点凹陷很深，鼻骨与额骨相接处有明显成角转折。

8.鼻翼高度　从鼻翼下缘到鼻翼沟的最大垂直距离可分3种类型：①低鼻翼：约占鼻高的1/5。②中等鼻翼：约占鼻高的1/4。③高鼻翼：约占鼻高的1/3。

9.鼻翼宽度　根据鼻宽与两眼内眦角间距的关系可分3类。①狭窄鼻翼：宽小于两眼内眦间距。②中等鼻翼：两者几乎等长。③宽阔鼻翼：宽大于两眼内眦间距。

10.鼻翼的突度　可分3类。①不突出：鼻翼与鼻侧壁平面几乎在同一水平。②微突：略有突出。③甚突：鼻翼呈膨胀型，比鼻侧壁平面显著突向前方。

鼻型的美感关键在于它与整个面型是否相称协调，是否符合本民族的特质和审美标准。通常情况下，理想的外鼻长度，为面部长度的1/3，理想的外鼻宽度（两个鼻孔外侧缘的距离），为一眼的宽度。这也就是画家所谓的"三庭五眼"。以上这些标准就是用来衡量鼻子长度和宽度的。

鼻面角是前额至门齿的垂直线与前额至鼻尖的倾斜线所形成的角度。此角度在高鼻的高加索人种为30~40°，在我国则为25~30°。鼻唇角是鼻中柱与上唇人中之间的夹角多数正常人为90°。鼻额角是由鼻背至额部的角度，欧美人的鼻额角为120°，中国人应该更大一些。由鼻背经鼻尖至颏突的角度为鼻颏角，欧美人的鼻颏角为130°，中国人应该稍小一些。鼻底为一等边三角形。鼻中柱的长度应为三角形高度的1/3，并等于鼻尖的长度。鼻中柱的宽度应与鼻孔的宽度相同，鼻孔呈卵圆形。

（三）鼻的分型

鼻的分型方法有多种，现主要介绍2种。

1.根据不同人种特点及外鼻的大体形态和轮廓分类　可将鼻子的形状分为8类：希腊鼻——维纳斯鼻（美鼻），马鼻——钩鼻，波状鼻，狮鼻——非洲鼻，鞍鼻——日本鼻，蒜头鼻——球鼻，犹太鼻——鹰鼻，朝天鼻。

2.根据东方人的外鼻特点分类　可将鼻子的形状分为9类。

（1）理想鼻　鼻梁挺立、鼻尖圆阔、鼻翼大小适度，鼻型与脸型，眼型、口型等比例协调和谐。

（2）朝天鼻　鼻尖位于鼻翼之后，鼻孔可见度大。

（3）小翘鼻　鼻根、鼻梁与鼻尖相比略显低，鼻尖向上翘起。

（4）鹰钩鼻　鼻梁上端窄而突起，鼻尖部向前下方弯曲成钩状，鼻中隔后缩。

（5）小尖鼻　鼻型瘦长，鼻尖单薄，鼻翼紧附鼻尖、展开度不大。

（6）蒜型鼻 鼻尖和鼻翼圆大，两者形态不明显。

（7）狮子鼻 鼻梁过宽，鼻翼及鼻尖大而阔。

（8）鞍鼻 鼻梁塌陷，缺乏立体感。

（9）波状鼻 鼻梁凹凸不平，缺乏线条美。

四、耳之美

耳朵位于头的两侧，左右对称，具有听觉的作用。虽缺乏表情和动感，但却是头面部不可少的器官，具有收集声波的生理功能，它的存在与否对容貌有至关重要的影响，耳的位置和形态如果完美，面部容貌会更趋于和谐、美观。

（一）耳的美学功能

耳包括外耳、中耳和内耳3部分。外耳包括耳廓、外耳道和鼓膜，影响容貌的结构是耳廓。耳廓位于头部两侧，对称排列。耳廓上缘与眉等高，耳垂附着点与鼻底等高。除眼和鼻之外，耳也是人们较多关注的器官。除了其自身具有的位置感知、接收传导声波、听力感知的生理功能外，外耳还有美化容貌的重要功能。一般人所说的"五官端正"，就包括外耳的端正、漂亮在内。人们用佩戴耳饰、装饰性眼镜等方法来衬托外耳及容貌之美，并用耳廓来衬托各式短款发型。

人类学家常用耳廓作为鉴别人种的方法之一，心理学家则用耳廓鉴别人的个性精神疾患，法学家用其像指纹一样鉴别罪犯，我国古老的中医学将耳廓作为视诊和经络针灸的部位。

（二）耳的美学观察

耳的美学观察包括耳廓外展程度、耳廓形态和耳垂形态3个方面。

1.耳廓外展程度 依据耳廓与颞部所形成的角度分为3种类型。

（1）紧贴型 耳廓横轴与颞部所形成的角度不超过30°。

（2）中等型 耳廓横轴与颞部所形成的角度在30°~60°之间。

（3）外展型 耳廓横轴与颞部所形成的角度在60°以上。

2.耳廓形态 根据耳轮、对耳轮及耳轮结节的形态，耳廓可分为6个类型：猕猴型、长尾猴型、尖耳尖型、圆耳尖型、耳尖微显型、缺耳尖型。

3.耳垂形态 耳垂的形态变异很大，其大小位置也不尽相同。有的种族几乎没有耳垂，而高加索人种中，耳垂的大小则随年龄的增长而加长。根据耳垂形态的不同，可将其划分为以下3种类型。

（1）圆形（小圆形） 耳垂向下悬垂呈圆形。

（2）方形（短方形） 耳垂与颈部皮肤相连接几乎成水平直线。

（3）三角形 耳垂下部边缘向上吊起呈三角形。

（三）外耳耳廓的分型

因耳廓和达尔文结节形态各有不同，一般可分为6种类型（图3-7）。

1.猕猴型 耳轮上外侧呈尖形突出而不向内卷曲，耳垂大而圆。

2.长尾猴型 耳轮上缘有尖形突起，外侧缘向内卷曲不明显，耳垂大而尖。

3.尖耳尖型 又称为达尔文结节型。耳轮外上缘圆滑，外侧缘向内卷曲，达尔文结节明显。

4.圆耳尖型 耳廓略宽，上缘略圆，耳垂下缘略呈尖形，达尔文结节较明显。

5.耳尖微显型 耳廓上缘平坦，侧缘向内卷曲延伸至耳垂，耳垂小，达尔文结节略显。

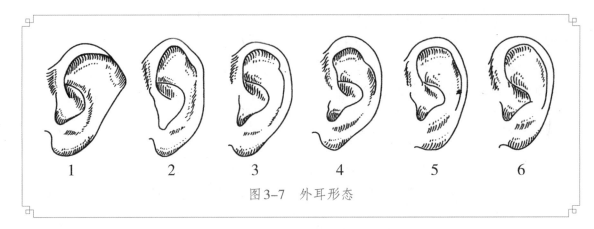

图 3-7　外耳形态

6.缺耳尖型　耳廓外缘弧度较大，边缘向内卷曲明显，耳垂小，达尔文结节不明显。

美的耳，其耳廓外形圆滑，线条流畅，耳尖圆润不明显，耳垂饱满，耳廓厚、柔润有光泽，并且耳廓各组成部分之间比例协调，结构清晰。耳廓位置应处于标准耳位置，耳的长度约为65mm，宽度约为35mm，但与头、面、其他器官大小协调。耳垂长度约占全耳长的1/5，且以大而饱满、圆润为美。

五、唇之美

（一）唇的美学功能

唇在美学当中的地位仅次于眼睛，是一个多功能的混合器官（如说话、吞咽、吹吸气、亲吻）。唇不仅具有线条美、色彩美和动感美，而且是最引人注目的，是构成人体容貌美的重要部位。唇为面部器官中活动能力最大的软组织结构，与表情肌密切相连而具有高度特征化的表情功能。该处血运丰富，上唇皮肤与唇缘弓（唇红线）微隆起呈弓形，红唇部较上唇稍厚，突度比上唇稍小。这些决定了它是人们情感冲突的焦点。唇的美学观察包括唇高度、唇突度、唇厚度、口裂宽度及唇型等。

（二）上唇的美学位置

人类上唇的形态变化大，形态标志明显，对唇形美影响大。上唇的表面有人中、唇缘弓、唇珠3个重要结构。

1.人中和人中嵴

（1）人中　上唇皮肤部表面正中为人中，这是人类特有的结构。人中部中央纵行的凹陷为人中凹。人中凹上接鼻小柱，下续唇谷，高度为13~18mm。

（2）人中嵴　两侧隆起的边缘为人中嵴，也称人中柱，其下方正是唇峰的最高点。人中嵴两侧为侧唇区，以唇面沟与面颊部毗邻。

2.唇缘弓　又称唇红线，是唇皮肤部和唇红部交界处呈现出的弓形曲线。上唇唇缘弓的曲线起伏弧度变化大，形成了上唇的唇谷（唇弓凹）和唇峰（唇弓峰）。

（1）唇谷　位于唇缘弓的中央最低凹处。此谷上续人中凹，下与唇珠相毗邻。唇谷中央凹处形似钝角形，称为中央角，中国人一般为150°~160°。中央角两边呈弧形曲线，向两侧外上方走行续于唇峰内侧边。

（2）唇峰　是唇谷两侧的两个高高凸起部，位于唇缘弓与人中嵴交界处，构成唇缘弓的最高部。唇峰中央最高凸起部也形似钝角形，称左右外侧角，中国人一般为210°~240°。两侧唇峰的外侧缘向外延续于口角，内侧缘即唇谷两边，两侧唇峰的最高点比唇谷最低点高3~5mm。

3.唇珠　上唇唇缘弓与中央唇谷下前方有一结节状突起，在婴幼儿更为明显，称唇珠。唇珠两侧的红唇欠丰满，而成唇珠旁沟，此沟的存在，衬托得唇珠更显突出，突而欲滴的唇珠使唇形更增添魅力。

4.下唇 表面结构形态与标志下唇形态变化较小，与上唇相比，形态结构显得简单。下唇唇缘弓微隆起呈弧形，红唇部较上唇稍厚，突度小，与上唇对应协调。下唇与颏部之间形成一沟，名为唇颏沟。唇颏沟是否存在、过浅或过深对容貌有直接影响。

（三）唇的美学观察

由于种族、年龄、性别等因素的影响，唇的形态特征也有所不同，通常多以唇高度、突度（侧面观）、厚度及口裂宽度等来衡量唇的形态美学特征。

1.唇的正面观 当上下唇轻闭时，唇形轮廓可分方唇、扁平唇、圆唇。

2.上唇高度 指上唇皮肤的高度。我国成年人平均为13~20mm，可分为低、中、高唇3类，高度分别是12mm以下、12~19mm、19mm以上。

3.唇厚度 指口唇轻闭时，上、下红唇中央部的厚度。中国人上唇厚度平均为5~8mm，下唇为10~13mm。下唇一般比上唇厚，男性比女性厚2mm。按厚度可将唇分4种类型。①薄唇：厚度4mm以下。②中厚唇：5~8mm。③厚唇：9~12mm。④厚凸唇：12mm以上。

4.唇的侧面观

（1）上唇侧面观 指上唇皮肤部的侧面观察的形态，根据此部位前突程度，可分为3种类型。①突唇型：上唇皮肤部明显前突。其中突出凹形占45.5%，突出直形占24.8%，突出凸形占9.5%。②笔直型：上唇皮肤部大体呈笔直形态，占19.3%。③后缩型：上唇皮肤部后缩，占1.0%。

（2）下唇侧面观 分3种类型。①凹型，占59.0%；②直型，占29.0%；③凸型，占12.0%。唇的侧面形态并不完全取决于面部骨骼的结构和牙齿的生长状态，而且有明显的种族差别。白种人多为直唇型，而黑种人多为凸型唇，黄种人则多为轻度凸型唇。某些黄种人唇凸很明显，却无突颌和门齿前突征象。凸唇的比例随年龄增长而减少。

5.口裂宽度 指上下唇轻闭时，两侧口角间距离。可分3型：窄小型、中等型、宽大型，宽度分别在30~35mm、36~45mm、46~55mm。理想的口裂宽度约相当于两眼平视时两瞳孔的中央线之间的距离。

（四）唇的分型

唇的形态可依据高度、厚度、前突度、口裂宽度等不同的标准进行多种分类。一般唇型大致有下面几类。

1.理想型唇 轮廓线清晰，下唇略厚于上唇，大小与鼻型、眼型、脸型相适宜，唇珠明显，口角微翘，整个口唇有立体感。

2.厚型唇 口轮匝肌与疏松结缔组织发达，使上下唇肥厚，上唇的唇峰高，唇型就有外翻倾向。给人诚实、憨厚感。

3.薄型唇 口唇的唇红部单薄。给人伶俐、冷漠感。

4.口角上翘型唇 两侧口角向上翘，富于动感。可产生微笑的感觉。

5.口角下垂型唇 口裂两端呈弧线向下垂。给人忧愁的感觉。

6.尖突型唇 薄而尖突的口唇，唇峰高，唇珠小、前突，唇轮廓线不圆滑，尖突口唇常伴狭小鼻子，影响脸型。

7.瘪上唇 俗称"地包天"。上牙床位于下牙床之后，形成上唇后退、下唇突出的形态，这种口唇一般是上唇薄，下唇厚。

口唇外形有种族差异，如白种人唇较薄，黄种人稍厚，黑种人最厚。同种族之间也有群体和个体差异。唇型的美丑不能脱离每个人的具体特征、生活时代、地域风俗。通常与脸型相配，与五官协调，与性格气质相符的唇型，就可以产生动人的美感。

六、牙之美

牙齿是口腔的门户，整齐地排列于口腔之中，组成完整的牙列，行使咀嚼、语言等各种功能。人一生有两副牙齿，即乳牙和恒牙，乳牙的萌出时间是6个月左右，2岁出齐，乳牙共有20颗，上下各10颗。6~13岁为替牙期，在此期间，恒牙依一定顺序萌出，换掉相应的乳牙。恒牙有32颗，上下各16颗。

（一）牙齿的美学功能

1.咀嚼的功能　食物进入口腔后，经过牙的切割、撕裂、捣碎和磨细等一系列机械加工过程，并与唾液混合，唾液中的酶对食物起部分消化作用。咀嚼力通过牙根传至颌骨，可刺激颌骨的正常发育，咀嚼的生理性刺激还可增进牙周组织的健康。

2.保持面部的协调美观　维持良好的牙弓形态和面颊、唇部的对称，肌肉张力协调，面部表情自然；若缺牙较多，唇颊部就会因失去支持而塌陷，致面容衰老。牙弓及咬合关系异常者，面形也受到一定影响。

3.发音和语言功能　牙、唇和舌相互配合，共同作用使人能够发音和说话。三者关系密切，牙的位置限定了发音时舌的活动范围，以及舌与唇、牙之间的位置关系，对发音的准确性与言语的清晰程度有着重要的影响。特别是前牙的位置非常重要，如果异常，则直接影响发音的准确程度；若缺失，则对牙齿音、唇齿音和舌齿音影响很大。

（二）牙的美学观察

1.牙列　完整，无先天性或后天性的缺牙，无多生牙。

2.牙齿排列　整齐，不拥挤，不稀疏，牙齿无扭转、移位、异位等，牙量与骨量相符。

3.咬合关系　良好，即正中咬合时上颌第一磨牙的近颊尖与下颌第一磨牙的颊沟相对，无任何咬合畸形。

4.牙齿形态　完美，结构清晰，牙齿形态与面形协调，无畸形牙（如过小牙、锥形牙、副合牙等），牙体组织完整无缺损，无牙折、龋齿及牙体组织过度磨损等。

5.牙齿颜色　晶莹洁白或微黄，富有光泽，无变色牙、着色牙及牙结石等，牙周组织健康无炎症，牙龈及嘴唇色泽红润。

（三）牙及牙列的分型

牙齿的形态与牙列形态、脸型有一致的协调关系，如长脸型的人，牙齿也偏长；而圆脸型者，牙齿形态也较短小，圆润。

颌骨的大小不仅影响整个颜面的形象，而且直接影响牙列的形态及其排列。因为较宽的牙弓适宜于较宽的牙齿排列，较窄的牙弓适宜于较窄的牙齿排列，而牙弓的形态取决于颌骨发育的形态，所以牙体、牙弓与整个颜面部形态有一定的相关性。

牙型、牙列型、面型之间的相关性是显而易见的，根据6个前牙的排列形态，牙列可分为3种基本类型。

1.方圆型　4个牙齿切缘连线略直，从尖牙的远中才弯曲向后，下颌前牙也有相同的特征。

2.尖圆型　自上颌侧切牙缘即明显弯曲向后，使前牙段的弓形呈尖圆型排列。

3.椭圆型　介于方圆型与尖圆型之间，自上颌侧切牙的远中逐渐弯曲向后，使前牙段的弓形较圆。

七、颏之美

颏俗称下巴，位于面下，上部通过颏唇沟与下唇皮肤相延续，它是颜面的最下端。颏与鼻、唇一起决定面部侧貌突度及轮廓。颏的高度、突度及大小对面下1/3高度、宽度乃至整个面型都有重要影响，被誉为容貌美的"黄金部位"。在一定程度上，颏部的外形轮廓还可反映出人的性格特征和气质。唇、颏结构是面下1/3的重要结构。在关于颅面结构协调和统一的研究中，鼻、唇、颏关系被美学家、艺术家及医学家所重视，把一个形态大小正常的鼻子和微微突出上翘的颏看作漂亮脸庞的重要标志。比较解剖学家的研究表明，在人类漫长的演变过程中，在大脑发达、颌骨咀嚼器官退化后缩的同时，颏的轮廓突显。西方人甚至把颏的形态与突度同个体特征相联系，后缩的发育不足的颏看作胆怯、优柔寡断的象征，而发育良好、微微上翘的则被看看作勇敢、刚毅的象征。颏的分类如下。

1.**根据颏正面观形态分类**　可将颏分为6种类型。

（1）方颏　颏部两侧突出，底部较平，给人以坚强、刚毅之感。

（2）圆颏　颏部圆钝，给人以快活、富贵、天真之感。

（3）鼓颏　颏部丰满鼓胀，给人以宽容、大度、迟钝之感。

（4）尖颏　颏部尖细，给人以机智、活跃之感。

（5）双峰颏　颏部有左右两个峰形，给人以爽朗、奔放之感。

（6）长颏　颏部过长，给人以冷静、呆板之感。

2.**根据颏侧面观形态分类**　可将颏分为6种类型。

（1）标准颏　颏部形态自然，线条流畅，给人以端庄、秀丽之感。

（2）凹型颏　颏部弧度过大，颏唇沟深陷，颏前突明显，给人以性感、艳丽之感。

（3）圆颏　颏部膨胀，给人以稳重、迟钝之感。

（4）平颏　颏部弧度过小，轮廓较平，给人以冷静、呆板之感。

（5）小颏　颏部细小，给人以幼稚之感。

（6）重颏　双重颏形，给人以富贵、憨厚之感。

目标检测

答案解析

1. 人体美的特征有哪些？
2. 简述医学人体美的特点。
3. 影响体型美的主要因素有哪些？

（姜　一）

书网融合……

本章小结

第四章　自然美

PPT

"爱美之心，人皆有之"，人们都喜欢穿上美丽的衣服来展现自己，古希腊书籍《吕西斯特拉特》记载，丝绸早在公元前4—5世纪就从中国传入西方，书上提到了一种"透亮"的服装，深受西方皇室与贵族的喜爱，被称为"阿摩戈斯服装"，就是由丝绸制作而成。

丝绸由蚕丝制作，蚕丝是熟蚕结茧时所分泌丝液凝固而成的连续长纤维，也称天然丝，是一种天然纤维（图4-1）。大自然所馈赠给人类的万物，由丝绸制作而成的服装，华丽而又尊贵，冬暖夏凉。蚕丝是古代中国文明产物之一，是中国劳动人民运用自己的智慧与勤劳发明生产而成，甲骨文中有"丝"字及"丝"旁之字甚多。通过"丝绸之路"，中国让世界知道了丝绸、茶叶、瓷器等，让世界看到了中华民族的智慧与勤劳，感受了中华民族对大自然的尊重与共存，同时也引进了葡萄、核桃、胡萝卜、胡椒、石榴、琉璃、香料等。因此，千姿百态、色彩缤纷的自然界激发了人类的想象，给人以美感。

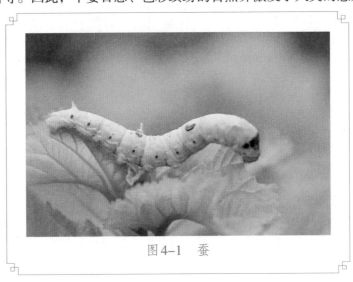

图4-1　蚕

第一节　什么是自然美

各种飞鸟和虫子也如准时生长的植物随着季节的变化而更迭出现，一年之内万物变化各有自己的时间，河道溪流的两旁变化更大。一天之内会看到种种景色：露珠晶莹的清晨、繁花盛开的果园、彩虹、山峦、星星、月光、平静的水里的倒影等。例如，人们形容秋天："云收夏色、梧叶惊秋、凉风时起、空山新雨、红藕香残、层林尽染、风吹杏黄、清泉石上、幽窗明月、秋色晴朗"（图4-2）。这些自然景象很是美妙，那么到底什么是自然美呢？

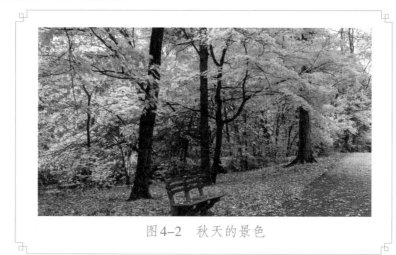

图4-2 秋天的景色

自然美，是指各种自然事物呈现的美，它是社会性与自然性的统一。它的社会性指自然美的根源在于实践，它的自然性指自然事物的某些属性和特征（如色彩、线条、形状声音等）是形成自然美的必要条件。自然美包括日月星云、山水花鸟、草木鱼虫、园林四野等，非常广阔多样。自然美作为经验现象，是人们经常能够欣赏和感受的。

一、自然美的形态

自然美的形态包括两种：一种是经过劳动改造的自然景物；另一种是未经劳动改造的自然景物。

1.经过劳动改造的自然景物 凝聚着人的劳动与智慧，是人类改造自然的直接现实，自然与生活的联系是直接的、明显的。因此，我们较容易理解这种自然美的根源是人的社会实践。

它又可分为一般加工和艺术加工两种。属于一般加工的如山川绿化、江河治理、珍奇异兽的驯养等。属于艺术加工的有经过精心构思的园林景观、盆景、插花艺术等。这类自然对象之美，主要是以其社会内容的直接显露为特点，所以，它们与社会事物的美十分接近。随着人对自然的不断改造，不仅愈来愈多的自然物成为人们物质生活中有益有用的东西，而且在人们的精神生活中，它们也就由一种漠然的、对立的东西转化为一种可亲的东西。人们在被加工过的自然事物上或多或少地打上人类劳动和智慧的印记，这种自然事物的某些特征，后来就成为人的能动创造的特定标记，它能唤起人们的审美愉悦，因此具有了审美价值。

2.未经劳动改造的自然景物 之所以能够成为人们的审美对象，其根源也在于人的社会实践。虽然它们没有被直接打上人的意志的烙印，但它们具有自然美的特征，仍然是因为它们直接或间接地与人的社会实践与生活发生联系。这类联系包括以下几种情况。

（1）作为人的生活环境出现，或者是为人们提供生活资料的来源。它们是人类生活、劳动所不可缺少的东西。

（2）与社会生活发生以形式美为中介的间接联系。由于人们在审美活动中直接感受的是美的形式，经过千百次的重复，人们仅仅看到美的事物的形式而不必去考虑它的内容便能引起美感。于是，人们看到那些与美的事物具有相同或相似形式的事物时，也就产生美感。正因如此，未经劳动改造的一些自然景物，以其形式美为中介，与社会生活发生了间接的联系，成为人们的审美对象。

（3）自然事物的某些特征（包括经过劳动改造的和未经劳动改造的自然美）与人的某些性格品质相似。人在认识自然和改造自然的过程中，发现了自然事物的某些特征与人的品质、个性具有相似之处，于是常常赋予客观对象以人的某些特性，借以激发斗志，抒发情怀，寄托理想、情思，从而使自然事物具有了美感。自然事物与社会属性的联系有时还表现出两个特点：①同一自然事物的多种属性和特征中，有的会使人产生美感，有的不能，有的甚至是丑的属性和特征；②自然事物的同一属性或特征，在不同条件下引发人们对不同生活实践的联想，因而可以成为美的，也可以成为丑的。

二、自然美的主要类型

自然美重在形式，虽然自然事物能够给人美感的根源在于自然事物与人的社会生活体验与社会实践活动的联系，但人是通过可感的自然事物的外在特征直接产生美感的。尽管具有不同社会经历和生活体验的人对同一自然事物的感受不同，引发的思情、美感有许多具体差异，但人们对自然美现象也有基本认同的一面。尤其是对于文化修养相当、生活阅历相近的人，更容易对同一自然事物产生相近的美感。

一般来说，我们可以根据不同自然特征给人的不同美感，把自然美大致划分为以下几种类型、

1.**壮美**　也可以称为雄伟美。构成壮美的基本条件是景色壮丽、体积巨大且气势磅礴（图4-3）。如我国的泰山、三峡的夔门、万里长城、惊涛骇浪。对壮美自然景观的欣赏，是人类在自然事物中直观自身巨大创造力的表现，能够激发人们的巨大热情和克服困难的无畏勇气。

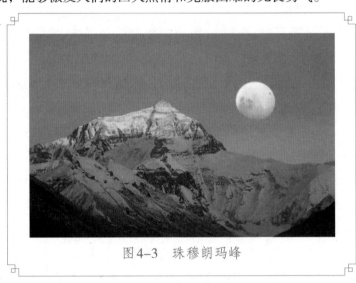

图4-3　珠穆朗玛峰

2.**奇美**　构成奇美的基本特征是变化多端，离奇曲折，令人感到惊异，玩味无穷。如被誉为"天下奇"的我国黄山，其奇美主要表现为峰奇、石奇、松奇、云奇"四绝"上。人们对"奇美"自然景观的欣赏体现了人类对创造新的、独特的事物的渴望和追求，人类社会就是在不断创造新事物的过程中进步发展的（图4-4）。同时，奇美景观的变换无穷，还使人产生对丰富的社会生活的联想，使热爱生活的人对这类景物也产生热爱之情。

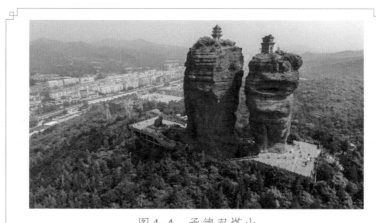

图4-4 承德双塔山

素质提升

李大钊论壮美的趣味

人类在历史上的生活，正如旅行一样。旅途上的征人所经过的地方，有时是坦荡平原，有时是崎岖险路。老于旅行的人，走到平坦的地方，固是高高兴兴地向前走，走到崎岖的境界，愈是奇趣横生，觉得至此奇绝的境界，愈能得一种冒险的乐趣。

中华民族现在所逢之路，是一段崎岖险阻的道路。这一段道路上实在亦有一种奇绝壮绝的景致，使我们经过此段道路的人，感到一种壮美的趣味。但这种壮美的趣味，是没有雄健的精神不能够感觉到的。

我们的长江、黄河，可以代表我们的民族精神，长江、黄河遇见沙漠，遇见山峡都是浩浩荡荡地往前流过去，以成其浊流滚滚、一泻万里的魄势。目前的艰难境界，哪能阻抑我们民族生命的前进？我们应该拿出雄健的精神，高唱着进行的曲调，在这悲壮歌声中，走过这崎岖的道路。要知道在艰难的国运中建造国家，亦是人生最有乐趣的事。

3.**秀美** 构成秀美的的基本条件是景色清新、柔和、恬淡、秀丽。如我国的峨眉山、漓江、西湖等（图4-5）。人们之所以对这类自然景观产生美感，是因为这类自然景观与美好的和平社会生活、和谐美好的人际关系与情感、充满生命活力的姣好人物形象等具有相似之处，从而使人们在欣赏中产生愉快的美感。

4.**幽美** 构成幽美的基本自然特征是丛山深谷，古木浓荫，寂静幽深。幽美的景观一般视域狭窄，光亮微弱，景深而有层次，空气清新，气氛凝重。如位于我国四川的青城山，当游客们三五成群地行进在茂林掩映的狭长小路中，或坐在听寒亭小憩时，会不由地被周围的幽静氛围所感染，以致放轻脚步，轻言慢语，浑然一种欲静心松之感（图4-6）。这种自然的幽深仿佛一种使人大彻大悟的深奥的人生哲理，仿佛人在安然沉睡时刻的美好。因此，置身于幽美的大自然之中，能够抚慰心灵的创痛，启发人们对生活哲理的遐思，给人以特殊的美感。

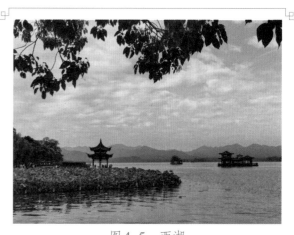

图4-5 西湖

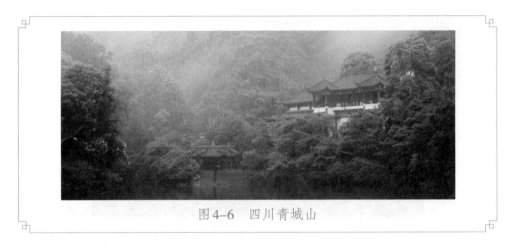

图4-6 四川青城山

5.旷美 构成旷美基本自然条件是视域开阔，美景无边。比如我国云南的滇池，一眼望去，水面坦荡浩渺，微波荡漾，云水相结；乘舟其上，如在天空。这种景观能够直观人的宽阔胸怀和豪迈气魄，能够直观人对自由的无限向往（图4-7）。因此，欣赏这种自然美，能够使人顿感心胸开阔，意志高昂，激发人们去尽情驰骋。

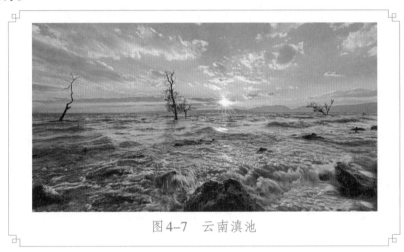

图4-7 云南滇池

6.险峻美 构成险峻美的一般自然特征是危崖峭壁耸立，只有险道比邻绝壑深渊，如华山（图4-8）。人类经历了无数的艰难困苦，不断绝处逢生地战胜似乎难以战胜的自然灾害、疾病、战争等，就仿佛攀登了无数次看起来难于登顶险峻山峰。人们欣赏自然的险峻美，攀登险峻的山峰，能够从中得到战胜困难的信心和胜利的喜悦。

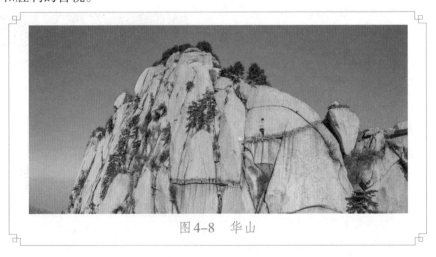

图4-8 华山

三、自然美的审美意义

自然美的审美意义是多重的，主要体现在4个方面。

（1）欣赏祖国大自然的美，可以激发人们热爱祖国的情感。

（2）对自然美的欣赏，能够唤起人们对生活的热爱之情。

（3）自然美能够陶冶人的性情，培养人的高尚情操。

（4）对自然美的欣赏，还能够开阔人的视野，增长人的知识。

自然美是天然的作品，来自自然的鬼斧神工。自然美是自然本真的存在，还因为它是自然界万物相互作用变化的结果，是自然万物相映成趣的佳作，是天地造化之功。大到天体宇宙，小到一草一沙，天地自然是万物千姿百态的设计师和建筑师。自然的美是由地球的气候和天气、地质和地貌、水文和水域、植物和动物、岩石和土壤等自然因素形成的。这些因素在地球的各个区域分布，组合各不相同，因而自然风光也千差万别，多姿多彩。

每一种自然对象，总是以自己独特的形式，同人们的社会生活发生着各种各样的联系。于是人们就可以从自然和人们社会生活类似的地方找到自己的形象。比如柳树，是春天的象征。"留"与"柳"谐音，古人也有"折柳"表达友谊的说法。再如柳树的婀娜多姿，可以是美女的象征，柳絮随风飘舞，便含有讽刺的意味。

自然是人类的家园，人们从自然那里得到的不仅是必需的生活用品和生活环境，自然还是人类心灵畅游的海洋。自然和人类生活的关系密不可分，人类在自然身上寻找自己生活的影子，也在自然身上找到了情感的寄托和对未来生活的向往。

第二节　事物之美

"峭石云端立劲松，严寒烈日自从容。玉屏侧畔书奇景，诗壁临边揽碧空。傲雪千秋详百态，凌风一笑阅苍穹。承迎四海观光客，乐在黄山岁月丰。"这首诗描写的是黄山迎客松。迎客松是黄山的标志性景观，具有数千年的历史。迎客松在黄山玉屏楼右侧、文殊洞之上，倚青狮石破石而生，树龄至少已有1300年，是黄山"四绝"之一。其一侧枝丫伸出，如人伸出一只臂膀欢迎远道而来的客人，另一只手优雅地斜插在裤兜里，雍容大度，姿态优美，给黄山增添了无穷的诗情画意，也给人带来了美的感受（图4-9）。

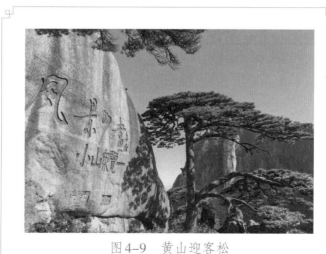

图4-9　黄山迎客松

事物美是指自然界中的各种自然美事物所呈现出的美好状态。事物美既是自然美的主体部分，也是一切创造美的基础。在大千世界里，事物美虽然千姿百态、各具特色，但也有其共性，绚丽的色彩、悦耳的声音、流畅的外形等是事物美的重要共性要素。

一、基础与参照

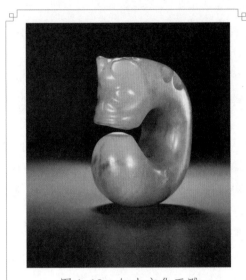

图4-10 红山文化玉雕

当事物美的外表引起人们的注意，人们认识美、发现美的过程就开始了。人们在认识美、欣赏美的过程中，审美意识不断增强，并随之产生了创造美的欲望。例如，红山文化中，古人看到湿泥巴落入火堆中被烧成了坚硬的器物，受此现象的启发，产生了创造美的欲望。而后人们又在大自然长期接触的过程中，逐渐具备了创造美的能力，于是一些简单的器皿就被创造出来。

红山文化的彩陶多为泥质，以红陶黑彩见长，花纹十分丰富，造型生动朴实。彩陶多饰涡纹、三角纹、鳞形纹和平行线纹。这就创造了装饰美。

人们对自然美的发现和利用在上古时代的装饰品上体现得非常明显。例如，红山文化的玉雕工艺，制作为磨制加工而成，玉器有猪龙形缶、玉龟、玉鸟、兽形玉、箍形器、棒形玉等（图4-10）。

二、存在类型

自然界中的事物千姿百态，不同事物所创造的自然美各不相同。一般来说，自然美大致可以分为天地日月、山水树石、鸟兽鱼虫、花草果蔬4大类。

（一）天地日月

天地日月的美，表现为博大与高远、生机与活力、阳光与温暖、缥缈与宁静，这种美是自然美的形成，会随着时间、气候、季节的变化呈现不同的面貌。

早上的天空蔚蓝透亮，晚上的天空昏暗寂静，雨中的天空乌云翻滚，夕阳的天空金灿灿，呈现祥和温暖的安宁美。平原辽阔，山川秀丽，峡谷险峻，春天的大地碧绿苍翠、生机勃勃，冬天的大地白雪皑皑、寒冷苍茫。"日月星辰，斗转星移"，太阳普洒万丈光芒，呈现活力四射的活力美。月亮洁似玉盘，或弯曲似银钩，文人墨客留下了许多描写月亮之美的诗词。

（二）山水树石

古往今来，人们常常寄情于山水树石，并将其作为诗词歌赋和分类艺术作品的重要表现内容。例如，巍峨耸立的珠穆朗玛峰，碧波澄清的桂林山水，希施金笔下的橡树林形状各异、姿态万千，通灵剔透的太湖石（图4-11）。

1.山之美　在于厚重、险峻、巍峨。北方的山多雄伟崇高，令人心生敬畏；南方的山多郁葱俊秀，令人心生向往。

2.水之美　是由其清澈、透明、流动等自然属性表现出来的，表现为碧波如镜的宁静美，晶莹清澈的纯净美，奔腾不息的动态美等。

3.树之美 在于生机和活力，也在于其多变的姿态，有风时树影婆娑多姿，无风时高大挺拔、灵秀俊美。

4.石之美 在于稳固、坚韧和形态，也在于其精神品质，如顶天立地、坚韧不拔等。

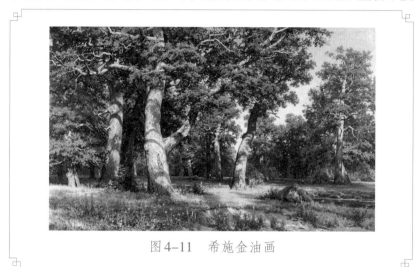

图4-11 希施金油画

（三）鸟兽鱼虫

万物生灵，鸟兽鱼虫有的在野外丛林，有的成为人类的宠物与家禽、家畜。鸟兽鱼虫各有其美，能给人带来美的享受。例如，鸟儿美丽的羽毛、悦耳的鸟鸣声，锦鲤美丽的颜色、灵动的尾巴，草原雄狮健壮的身体、独特的皮毛，蟋蟀灵巧的身形、优美的叫声，这些都给人带来美感与愉悦。

自然万物生灵还有着医学医药的作用，例如《本草纲目》是一部中医学论述药物学的专著，其内容收载动物药443种，为世界医药学和自然科学的许多领域做出了举世公认的卓越贡献，广泛涉列了动物学、植物学、矿物学、冶金学等多科学知识，是我国乃至全世界科技史的辉煌成就。

1.《本草纲目》记载鸽

「释名」鹁鸽、飞奴。

「气味」白鸽肉：咸、平、无毒。鸽屎：辛、温、微毒（图4-12）。

2.《本草纲目》记载鲤鱼

「气味」肉：甘、平、无毒。胆：苦、寒、无毒（图4-13）。

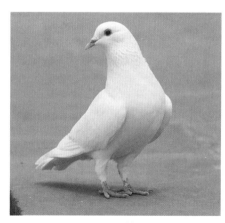

图4-12 鸽

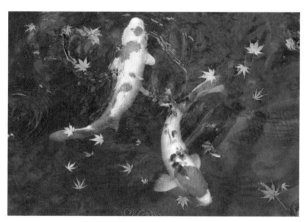

图4-13 锦鲤

3.《本草纲目》记载虎

「释名」乌徒、大虫、李耳。

「气味」虎骨：辛、微热、无毒。虎肉：酸、平、无毒（图4-14）。

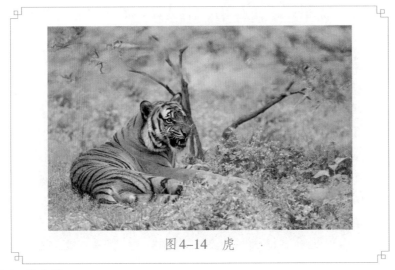

图4-14 虎

4.《本草纲目》记载蜜蜂

「释名」蜡蜂。

「气味」（蜂子）甘、平、微寒、无毒（图4-15）。

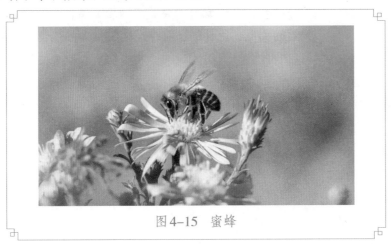

图4-15 蜜蜂

（四）花草果蔬

花草果蔬是人们在生活中接触最多的自然事物，也是人们进行艺术创作与医药素材的重要题材。例如，《本草纲目》广泛记载了花草果蔬种类的医药作用。

花之美在于颜色、姿态和香味。例如，牡丹的色、姿、香、韵俱佳，花大色艳，花姿绰约，艳压群芳，具有"花中之王"的称号。

1.《本草纲目》记载牡丹

「释名」鼠姑、鹿韭、百两金、木芍药、花王。

「气味」（根皮）辛、寒、无毒（图4-16）。

草之美在于颜色、活力和生机。例如金星草的叶片近革质，披针形或矩圆状披针形，先端渐尖，基部阔楔形或圆楔形，边缘软骨质，无缺刻。侧脉两面明显。孢子囊群大，圆形，靠近主脉。给人柔和轻盈的自然美和生机美。

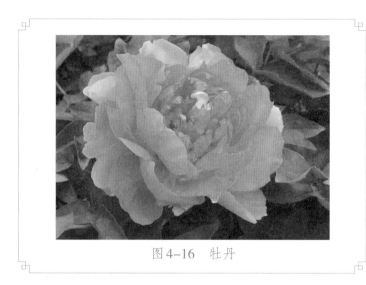

图4-16　牡丹

2.《本草纲目》记载金星草

「释名」金钏草、凤尾草、七星草。

「气味」苦、寒、无毒（图4-17）。

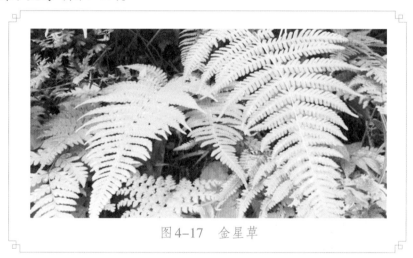

图4-17　金星草

　　果蔬之美在于有人的颜色和爽口的味道。例如，黄瓜甘甜、爽口、清香，脆嫩多汁，色感俱佳。给人带来视觉上的美感和味觉上的享受。樱桃色泽艳丽，晶莹美丽，红如玛瑙，黄如凝脂。

3.《本草纲目》记载樱桃

「释名」莺桃、含桃、荆桃。

「气味」甘、热、涩、无毒（图4-18）。

第三节　景象之美

　　俄罗斯画家希施金的《黑麦地》，描绘在蔚蓝的天空下，麦子在微风的吹动下形成了金色的波浪，一起一伏，燕子在田间飞过，构成一幅优美的旋律，令人回味无穷，让人感受到了丰收之美。

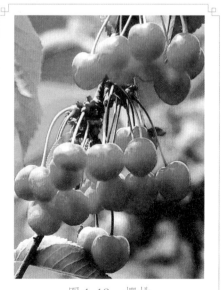

图4-18　樱桃

景象之美指的是事物的群体美。对于景象而言，无论是由一组同类的事物构成，还是由一组不同的事物构成，其基本特征都是以群体形式表现的。相对于个体事物美而言，群体性的景象美所带来的视觉冲击力更强（图4-19）。

一、美感景象

美感景象是指具有充分的视觉美，能够直接触动人们视觉感受的景象。这种景象，通常让人一眼望去就觉得妙不可言、感受非凡。

自然界中常见的美感景象有很多，如四季变化带来的美：春天的桃花林，夏天的荷花池，秋天的漫山红叶，冬天寒风中的梅花等。荷花池一眼望去，令人赏心悦目。其实令人心悦的不仅是荷花、荷叶本身的形象美，还有荷花和荷叶组成的景象群体美。漫山的枫叶同样有群体美，它们看起来红烈似火，比单独一棵树要壮观得多。

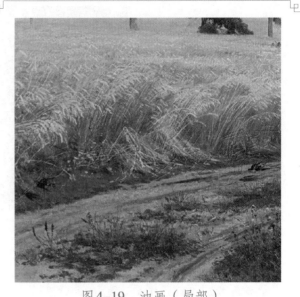

图4-19 油画（局部）

二、精神景象

精神景象是指能令人产生精神上的共鸣与联想的景象。例如，仙人掌在恶劣、艰苦的沙漠生长，让人联想到生命的坚强，提到仙人掌不得不说寄生在仙人掌类植物上的胭脂虫，它可以制备成胭脂红色素广泛地用于食品、化妆品、药品等多种领域，所以有"涂了多少口红，就吃了多少虫子"的说法（图4-20）。

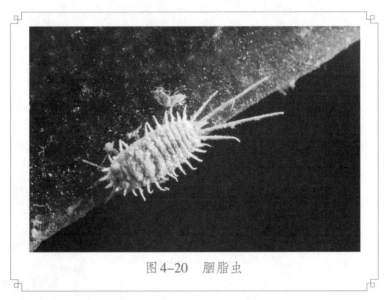

图4-20 胭脂虫

电视剧《风筝》中有一段主人公路过荒漠胡杨林的片段，胡杨树生长在风沙大漠中，能给人精神上的震撼，让人联想到不屈不挠、努力拼搏的精神，也映像了剧中为新中国解放事业牺牲一切的潜伏人员的革命精神与奉献精神（图4-21）。

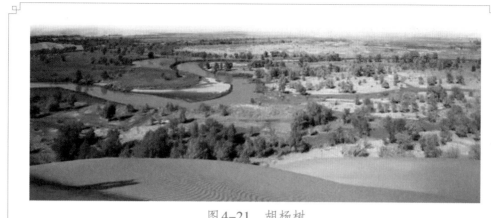

图4-21 胡杨树

精神景象是一种寄景抒情的景象，欣赏精神景象时人们眼中看到的是景象朴实、直观的自然属性，可是人们心中所联想的是景象背后的顽强坚韧的生命力或其他内在美。

三、情感景象

情感景象是指具有一定的感情特征，能够使人们联想到友谊、爱情、亲情的景象。情感景象的主要特征在于它能表现出感情美，人们欣赏情感景象时，既能收获情感体验，又能获得精神洗涤。

例如，人们常说的"羊有跪乳之恩，鸦有反哺之义"，便会联想到儿女回报父母的养育之情。又如，大雁是随季节迁移的候鸟，它们春去秋来的生活习性，让人们想起故乡和亲人，于是便有了"鸿雁传书"，以寄托思乡之情。又如，两只洁白美丽的天鹅在湖中嬉戏，天鹅雌雄结成终生配偶，天鹅被视为忠诚和永恒爱情的象征，人们常常以天鹅比喻忠贞不渝的爱情，天鹅还有和平、善良、忠诚、勇敢、志向高远的寓意，自古以来，人们称之为美善天使。

第四节 鉴赏自然之美

自然美不胜收，我们需要从姹紫嫣红的自然现象中探求美的本质，寻找美的力量，注入我们的心灵，获得超越的审美感受。

1.**从自然特性入手，获得初步的审美感受**　自然美偏重形式美，因此我们在欣赏自然时要注意从自然的形式入手，观其形、听其声、闻其味、看其色，从整体上把握自然之美。

欣赏自然美，可以从视觉、听觉、味觉入手。中国的文人，最能将自然的形式纳入笔端。白居易在《问六十九》中说："绿蚁新醅酒，红泥小火炉。"这"绿酒""红炉"是一种色彩鲜艳的色彩之美。辛弃疾在《西江月·夜行黄沙道中》中写道："明月别枝惊鹊，清风半夜鸣蝉。稻花香里说丰年，听取蛙声一片。"这里的"稻花香""蛙声响"是一种声味相融的声音之美。李白在《望庐山瀑布》中指出："日照香炉生紫烟，遥看瀑布挂前川。飞流直下三千尺，疑是银河落九天。"不仅写出了香炉峰的形貌美，还写出了香炉峰声色的动态美。

美在形式，形式美是自然界中最直观的存在。以形式美所代表的形象美，便于审美主体进行感官的捕捉，便于审美主体迅速沉浸在美的意境之中，收到一种赏心悦目、乐在其中的审美效果。

2.**联系人文历史，体悟自然背后的文化意蕴**　自然美是人类改造自然、认识自然的本质力量的感性显现。它与人类的历史文化联系紧密。在中国传统文化中，自然美和人文历史相存共生。我们常说的梅兰竹菊"四君子"，就是将植物的自然状态与人的高洁品行相结合，形成了文化品格。

在生活习惯中，古人总结出二十四节气，它是历法中表示自然节律变化以及确立"十二月建"的特定节令。一岁四时，春夏秋冬各三个月，每月两个节气，每个节气均有其独特的含义。二十四节气准确地反映了自然节律变化，在人们日常生活中发挥了极为重要的作用。它不仅是指导农耕生产的时节体系，更是饱含丰富民俗事象的民俗系统。二十四节气蕴含着悠久的文化内涵和历史积淀，是中华民族悠久历史文化的重要组成部分。

联系人文历史欣赏自然美，需要审美主体具备相应的文化知识素养和一定的思维分析能力。

3.关注生命，体悟自然所蕴含的人生哲理　柳宗元说："美不自美，因人而彰。"深入鉴赏自然美的人，往往会恰到好处地把自然物的某些特征和人的情操、品德、气质联系起来，同人生哲理联系起来，从更深层次去体验自然所包容的意蕴。

从生命的角度来观赏自然，自然就成了独特的审美意象，成为和人的心灵契合的统一体。中国古人最能关注自然生命，并从中寻找人生哲理。当王维看到深涧中独自开放的芙蓉花时，他想到的是花朵自然天成的生命过程：不依赖于时代，不依赖于人事，独自享受生命的完整。享受生命，享受现下，这是自然给予我们的伟大力量，让我们在充满喧嚣和浮躁的人世，寻找到心灵的宁静。从生命的角度去欣赏自然，自然美就成为"呈于吾心"而见于自然物、自然现象的审美意象。只有用心去体悟，才能够获得。

第五节　绿水青山就是金山银山——生态美育

自然美有变化无穷的形式。它在空间中展开为各种各样的静态形象；而在时间中展开，无论是四季交替，昼夜变化，生命变换，都使自然呈现出变化无穷的形式与形象。

随着现代工业速度越来越快，以及人们追求越来越便捷的生活方式，加上一些人不良的生活习惯，工业垃圾和生活垃圾越来越成为健康的自然生态的威胁。生态危机成为全世界各国人民目前需要紧迫解决的难题，曾经被引以为傲的大烟囱现在变成生态环境变坏的象征。于是"生态伦理"成为当代的热词，生态文明被视为现代文明的必要部分。在这种背景下，我们提倡生态美和生态美育，就具有极其重要的现实意义。

生态美育主要是指自然生态的美育。严格意义上，"生态"主要是指自然生态。而宽泛地看，"生态"既包括自然生态，又包括社会生态。

一、生态与生态美

生态就是指大自然的存在状态或其中一切生物的生存状态，以及生物与生物之间和生物与环境之间环环相扣的关系。1869年，"生态学"这个概念首先被德国生物学家赫克尔提出，是指"对自然环境，包括生物与生物之间以及生物与其环境间相互关系的学科的研究"。2011年3月22日，我国国务院学位委员会公布的《学位授予和人才培养学科目录（2011年）》中正式将"生态学"增设为一级学科。

20世纪70年代以后，由于人口增长、资源减少、气候变暖等，"生态"一词快速传播，生态危机意识日趋强烈，生态文明建设脚步日趋加快，并出现"海洋生态学""森林生态学""动物生态学""设计生态学"等新型学科。与此同时，"生态"一词还被延伸使用，出现宽泛意义上的生态概念，即生态不仅意指自然事物的存在状态，也意指人与社会之间的关系状态，具体是指人类社会的存在、发展和变化。"传播生态学""教育生态学""商业生态学""城市生态学""社会生态学"等词由此不断出现，这些词虽间接关乎人与自然生态之间的关系，但主要是关注人类社会自身领域的问题，因此主要是在引申和比喻意义上运用"生态"一词。

当我们面对生态危机，提倡建立生态伦理之时，便意味着自然生态以及与自然之间的关系陷入了较为严重的负面状态，这也意味着"生态丑"出现了；反之，呼吁建立"生态美"便显得必要而迫切。"生态丑"是指大自然的生存状态陷入不健康和恶性循环局面，例如，冰川融化、极端天气、大气污染、白色污染等，"生态美"是指大自然生存的健康和良性循环局面，是自然美的保护和延续状态。生态美的根基和核心是自然本身的美。只有维护、呵护自然美，生态美才成立。

党的十八大以来，我国把生态文明建设作为统筹推进"五位一体"总体布局和协调推进"四个全面"战略布局的重要内容，开展一系列根本性、开创性、长远性工作，提出一系列新理念、新思想、新战略，生态文明理念日益深入人心，污染治理力度之大、制度出台频度之密、监管执法尺度之严、环境质量改善速度之快前所未有，推动"生态环境保护发生历史性、转折性、全局性变化"。习近平总书记在全国生态环境保护大会上指出：要坚持绿水青山就是金山银山的理念，坚定不移走生态优先、绿色发展之路。要继续打好污染防治攻坚战，加强大气、水、土壤污染综合治理，持续改善城乡环境。要强化源头治理，推动资源高效利用，加大重点行业、重要领域绿色化改造力度，发展清洁生产，加快实现绿色低碳发展。要统筹山水林田湖草沙系统治理，实施好生态保护修复工程，加大生态系统保护力度，提升生态系统稳定性和可持续性。

生态美包括原生态的自然生态之美和经人类加工改造的自然生态之美。后者其实是自然美和人工美（社会美）的结合，如塞罕坝国家森林公园，其实质就是自然美与人工美的结合（图4-22）。在党的领导下，几代塞罕坝人创造了旧貌换新颜的人间奇迹。从而在塞罕坝茫茫荒漠到塞北"绿色明珠"天翻地覆的历史变迁中孕育出"塞罕坝精神"。

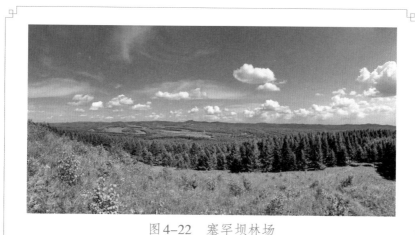

图4-22 塞罕坝林场

大体而言，生态美体现与五种事物及组合：其一是天体气象之美；其二是无机物之美；其三是水域之美；其四是植物之美；其五是动物之美。生态美莫不属于这五种范围，只不过有些只要是"单数形式"，如黄果树瀑布之美和云南石林之美；有些可以是"复数形式"，如张家界之美，既有黄石寨峰林之美，又有宝峰湖水之美等。

二、生态美的特征

我们通常说到的美有艺术美、科技美、社会生活美、人格美等。那生态美究竟是一种什么样的美呢?严格来说,它主要不是一种美的形态,而是一种美的集合。前面已提到,生态美近似于环境美。"生态"或环境这个词主要是指自然生态与自然环境,是自然事物、自然现象的集合,也指人与自然之间的某种关系状态。但在实际用法中,有时出现"人文生态""社会生态"或"人文环境""社会环境"等词。在此,"生态"或"环境"具有一定的比喻意义或延伸意义。这些词是指人类造物的集合或人与人造物之间的某种关系状态。下面我们主要解释自然生态美。自然生态作为现实的客观存在,它的美与社会美、艺术美有重要区别,具有自然性、整体性、可变性、联想性等特征,是自然因素和人的精神性因素的混合或融合。

1.**自然性** 严格意义上的自然生态美是指原生态性质的大自然所具有的审美潜质或特性,因此它无疑首先具有非人为的天然性。自然之物的色、声、味、形纯属天然,如张家界国家森林公园,地处武夷山脉东段,境内多山,地势由西北向东南倾斜,由于地壳发生强烈的断裂,并历经了漫长的风雨侵蚀,从而形成了奇峰耸立、沟壑纵横之景象,是自然美具有自然性的有力体现。

2.**整体性** 生态美的整体性特征,首先体现在相邻的物质性因素的相互作用上。比如山川之美,既包含了天地之形势、风雨之晦明,也涵括了一泉一石、人们建造的一亭一阁等,展示了自然美景观的静态与动态、声音与色彩、人工与天然等相互结合的综合形态,甚至是大自然与人类建造物之间的奇妙融合。因此,在欣赏山水时不应只关注山水本身,只表面地关注山的高度、水的流速,而要从全局出发,观赏包含花草树木在内的整体山水景观,体悟山水多向度、多层次的审美价值。

3.**可变性** 生态美的一个明显特点在于它具有可变性。自然生态之美往往会随着时空的变化而不同。天然生态富有天然变幻的形态,人工生态富有人工变幻的形态。若缺乏变幻的形态,千境一景,千园一象,美则无从谈起。自然环境中,山川河流的基本形态一时半刻不会有太大的变化,但是,阳光的"朝晖夕阴"却会使得自然山水"气象万千",这样,就使得它的美具有一定的可变性。比如春、夏、秋、冬四季变化,晨、午、昏、夜四时各异。

4.**联想性** 自然界的事物之所以能给人以美感,往往与人们的联想有关,而且是联想越丰富,美感就越强烈。这表示自然生态之美具有人文性,与人类精神世界息息相关。例如《桂林山水》一文中写道:"桂林的山真奇啊,一座座拔地而起,各不相连,像老人、像巨象、像骆驼,奇峰罗列,变态万千;桂林的山真秀啊,像翠绿的屏障,像新生的竹笋,色彩明丽,倒映水中……"文章将桂林的山想象为"老人""巨象""骆驼""屏障""竹笋"等,逼真地再现了桂林山水的千姿百态和色彩明丽,展现了桂林之山的静态之美。

这种联想性还体现在人类审美史上,人们常常喜欢联系自身来对待自然生态之美,从中寻找它与人相关的寓意,把它作为人类社会的某种象征符号,使自然生态美富有人文色彩,从而更添加了它审美的潜能。如玫瑰象征爱情,石榴象征多子多孙,竹子象征正直,荷花象征纯洁,菊花象征高洁,枣子象征早生贵子,橄榄枝象征和平。

三、创造人与自然的和谐

(一)人与自然和谐发展的理论内涵

我们面对的现实世界,就是人类社会和自然界双方组成的矛盾统一体,两者之间是辩证统一的关系。一方面，人与自然相互联系、相互依存、相互渗透；另一方面，人与自然之间又是相互对立的，为此，我们要在统一中看到对立，在对立中把握统一。

人与自然和谐发展，是指人类要节约、真爱每一份资源，善待和保护我们的环境，保持人与自然和谐相处，促进人口、资源、环境与经济、社会稳定、持续发展以及人类的全面发展。深刻认识人与自然的关系，分析存在的各种弊端和问题，探寻人与自然和谐发展的思路，仍是我们面临且待解决的重大课题。

人与自然关系是人类生存与发展的基础关系，一部人类社会的发展史，也是人与自然的关系史。人与自然共处在地球生物圈中，人类的繁衍与社会的发展离不开大自然，必须以大自然为依托，利用自然；同时又必须改造自然，让大自然造福于人类，服务于人类。人与自然的关系主要表现在两个方面：①人类对自然的影响与作用，包括从自然界索取资源与空间，享受生态系统提供的服务功能，向环境排放废弃物；②自然对人类的影响与反作用，包括资源环境对人类生存发展的制约，自然灾害、环境污染与生态退化对人类的负面影响。

（二）确立生态文明新理念，实现人与自然和谐发展

建设生态文明，是关系人民福祉、关乎民族未来的长远大计。面对资源约束趋紧、环境污染严重、生态系统退化的严峻形势，必须树立尊重自然、顺应自然、保护自然的生态文明理念，把生态文明建设放在突出地位，融入经济建设、政治建设、文化建设、社会建设各个方面和全过程，努力建设美丽中国，实现中华民族永续发展。

1.正确看待人类中心主义，确立人与自然平等进化　人类中心主义的核心观点主要包括：在人与自然的价值关系中，只有有意识的人才是主体，价值评价的尺度必须始终掌握在人的手中；在人与自然的伦理关系中，应当贯彻人是目的的思想；人类的一切活动都是为了满足自己的生存和发展的需要，不能达到这一目的的活动是没有任何意义的，因此一切以人的利益为出发点和归宿。总之，它是一切以人为中心，把人类的生存和发展作为最高目标的思想。很显然这过于夸大人的地位和作用，而忽略了自然界的存在，忽视了人只有在一定的自然环境中才能生存，人类始终依赖于自然界。我们应该用辩证唯物主义的观念来看待两者之间的关系，遵循自然规律的要求，建立一种与大自然充分相适应的、和谐相处的关系，既维护大自然的多样统一，又保证人类在自然中的存在和持续发展。

2.消除人与自然分离对立，建立人与自然和谐统一的思想　人与自然的存在和平等进化并不是各自分离，独立存在发展的，而是你中有我，我中有你，相互影响，相互交织在一起的。但现实生活中，人们有时只注意近的结果，而没有认识到较远的后果，等积累到一定程度时才引起关注，最终造成大的损失，甚至难以治理。为此，我们应该反对形而上学片面地看待人与自然，运用科学的辩证自然观，也就是人类发展观的同时也必须充分考虑到自然界的承受能力，从人的长远和未来考虑，树立全球和全人类的观念，有效地利用自然资源，使人与自然和谐发展。

3.确立人、自然和社会统一的战略，培养人们生态文明意识　首先加强生态文明观念的教育与生态道德教育，加强生态法制教育。其次制定相应及合理的规划措施，维护生态平衡，在当今及未来的经济社会发展中，实现长久的和谐发展。人是社会中的人，人的发展离不开社会，人总是在利用自然、开发自然，促进社会的不断进步。同样社会的发展也要以人为本，尊重自然的发展规律，才能更快、更好、更高地进步。因此，我们要在自然面前保持谦虚谨慎的态度，充分发挥人的主观能动性，跟上时代的脚步，融入社会的发展中，建立一种新的和谐。

答案解析

目标检测

1.自然美的形态包括什么？

2.简述自然美的审美意义。

3.简述生态美的特征。

（毛　犇）

书网融合……

本章小结

第五章　社会美

PPT

◎ 学习目标

1.通过本章学习，重点把握社会美的概念及基本功能；外在美和内在美的概念及其主要表现。

2.具有美学认知能力和创造美的能力，提高美学修养和美的鉴赏水平，培养爱家、爱国、爱人民的情感。

第一节　社会美的源泉与功能

社会美是美的形态之一，是社会生活领域的意象世界，它也是在审美活动中生成的，指现实生活中社会事物的美。社会美不仅根源于实践，而且是实践最直接的存在形式。包括人的美、社会生活美、日常生活中的美以及特殊的社会生活形态。如果人们能以审美的眼光去观察日常生活，它们就会生成一个充满情趣的意象世界，这个意象世界包含有深刻的历史的意蕴，显现出人们本真的生活世界。除此之外，社会美还包括一些特殊的社会生活形态，例如民俗风情、节庆狂欢、休闲文化、旅游文化等。

一、物质生产是社会美的源泉

1.生产劳动美是社会生活美的最基本的内容　生产劳动是美的最早的领域，因为劳动创造了世界，也创造了人自身，同时还创造了美。正是由于人类从事集体的劳动生产，人类才从动物中分化出来，使自然的人变成社会的人，美也由此产生。生产劳动的美，不仅表现在劳动成果上，而且表现在劳动的过程当中。这在流传下来的原始艺术中都有清楚的体现。在我国出土的陶器制品当中，其图案组织结构常采用二方连续、四方连续的方法。据分析，这可能是从编织物的制作过程得到启发，将编制过程中连续的经纬交织变成陶器图案形式上的反复和连续。图案形式的反复和连续则体现了编织劳动过程的美。新石器时代的陶器的几何印陶纹和席纹则与南方竹、苇之类的编织物有关，体现了编织劳动的成果——编织物的美。在原始社会里，人们讴歌劳动的美，讴歌劳动者的美，这是生产劳动的美的最早形态。

2.私有制下的生产劳动美　人类进入阶级社会之后，出现了人剥削人的社会现象，也出现了体力劳动和脑力劳动的分工，这时的劳动便发生了"异化"。劳动的异化妨碍了生产劳动中的美的创造，但是，即使在异化劳动中，劳动者也往往把异化劳动的对象当作自己的创造性劳动的对象，从而产生某种程度的愉悦、创造不同程度的美。劳动者在异化劳动中即使感觉不到美，他们的产品的美也必然为后人感受到，例如我国的万里长城、故宫、皇帝陵墓等，都是劳动者在刀枪、皮鞭的驱使下和着血泪的创造，这样的美感具有更加伟大的现实意义。

在私有制的条件下，一些体力劳动者和从事某些体力劳动的知识分子，他们的劳动具有更多独立创造的意义，劳动对他们保持着诗意和美。如张志和的《渔歌子》："西塞山前白鹭飞，桃花流水鳜鱼肥，青箬笠，绿蓑衣，斜风细雨不须归"反映出一种自得其乐的美。陶渊明的"晨兴理荒秽，带月荷锄归"也表现出田间劳动的美和诗意。

3.乐生的形式——自由劳动美　由于生产劳动是社会赖以存在的基础，是人类历史发展的基本动力，是人性得以复归、完善的基本前提，是美的源泉和客观基础，因而它们是美的。这种美是社会美的基本形态和首要表现，随着社会实践的丰富和发展，它们将放出日益绚丽、夺目的光彩。

二、社会美的基本功能

1.以"真"为基础　即社会美必须符合社会发展规律。社会美与社会实践直接联系，直接受社会生活、社会环境等各种条件的影响和制约，同一定时代、一定民族、一定阶级的政治理想、道德观念、生活习俗、文化背景直接联系，因此必须以社会发展规律为基础，体现其"真"。

2.以"善"为核心　这里指的"善"不仅仅是伦理上的"善"，更主要的是指美学范畴的"善"，是泛指推动社会发展和进步的社会事物。这构成社会美的本质属性，离开这一本质，便无所谓美了。因此，社会美的本质和基础就是善，虽然善并不等于美，但善是社会美的决定性的因素，人们感受和评价社会事物、社会现象是否美，最主要的是看其内容是否富有生命力、是否符合善、是否对社会有益、是否体现历史的发展和进步。

3.具有完美的形象　社会美除上述两个本质属性外，更重要的是社会美的存在形式。社会事物要成为审美对象，必须同其审美对象一样，具有美的形式、美的形象。社会美的形象不同于自然美和艺术美的形象，它是以"真"为基础，以"善"为核心而构成的形式和形象。因此，看一个事物是否具有社会美，其关键在于它是否符合社会发展的规律和方向，是否符合人类的进步、生存和发展的趋势，是否符合先进阶级、人民大众的利益和愿望。凡符合社会发展规律，推动社会发展和进步，具有美的形式和形象的社会事物就具有社会美。

三、社会美之所以为美

民俗风情、节庆狂欢、休闲文化、旅游文化等都是特殊的社会生活形态。在这些社会生活形态中，人们在不同程度上超越了世俗的、实用的、功利的关系，回到人本真的生活世界，回到人存在的本来形态，从而浑然忘我、快乐、陶醉、充满自由感和幸福感。这些特殊的社会生活形态，是社会美的重要领域。

第二节　人的美

人的美是社会美的核心，也是社会美的根本。人是万物之灵长，是其他的美无法比拟的。不仅有美的容貌、美的肢体，更重要的是有美的思想、美的智慧、美的言行和美的情感。人物美可以从3个层面去观照：人的外在美、人的内在美、人的外在美和内在美之间的关系。

一、人的外在美

1.人体美　指人的相貌、体态的美。人们很早就把自身人体作为审美对象，神话、宗教故事反映了这一认识。从人的身体本身看，人的体态、身材、肤色等是人的自然素质，它不像性格美那样作为人的内在品质的形象体现。所以更大程度上可以把人体美称作自然美。大体看来，人体美是一种自然美和一种形式美，它比较集中地体现着比例、均衡、对称、和谐等形式美的规律，如我们常说的五官端正、身体匀称，便体现着这些规律。

（1）健康是人体美的基础　健康是人类生存的第一前提和基本要素，人体之所以美，是因为人体符合美的规律，其中健康是人体美的首要条件。从生物医学观点看，人体各器官发育良好、功能正常、体质健壮、精力充沛就是健康的表现。世界卫生组织深化了健康的概念，认为健康包括躯体健康、心理健康、社会适应良好和道德健康，即"四维健康观"。健康是美的基础、美的灵魂、美的核心。

人体有八大系统，运动系统具有运动、支持和保护的功能，各部形态和比例均衡构成体态美的重要因素，循环系统、呼吸系统、神经系统、内分泌系统、生殖系统、消化系统以及泌尿系统发育良好，就必然促进人体各器官功能正常，使人体的肤色、发质以及第二性征正常生长发育，才会构成健美的体形。其中内分泌系统与人的生长发育最为密切，例如垂体分泌亢进，人就会发育成"巨人症"；若其分泌低下，则人就发育成"侏儒症"。这些形体没有按正常生长规律发育，难以使人产生美感，人体只有各个器官功能正常，才能显示出健康之美，只有健康的美，人体美才具有生命活力。在生命活动中，健康是人体美的基础和重要条件，生命是人体美的载体，人体美只有在生命活动中才显示其魅力。

（2）比例均称，整体和谐是人体美的必备条件　有了健康的身体只具备了健美的基础条件，健康的人不一定都美，人体美还必须具备另外一个条件——比例均称及整体和谐。

1）比例均称　人体的比例是人体各个器官间和各个部位间的对比关系。例如：眼和面部的比例关系、躯干和四肢的比例关系等。关于人体的这种比例关系，我国早就有面部的"三庭五眼"，身材"站五，坐七，盘三半"的口诀流传。人类从长期的审美实践认识到"黄金分割"是衡量人体各部位比例恰当与否的最基本的标准，也就是构成人体比例和谐的、最基本的参数，具备这一点才能让人产生美感。

2）整体和谐　也是构成人体美的重要一环。人体的整体和谐来自均衡、对称、协调等形式美因素。人体的整体美是由多个局部构成的，各部之间是互相联系又互相制约的。五官的和谐显得尤为重要，东方人的脸上配上"欧式眼"看起来会十分别扭，有的人的五官一个一个地端详并不美，但是组合起来则给人以美感。

肌肉和皮肤，很大程度上来源于父母的基因，但是为了追求更优美的形体、姿态和风度，为了拥有饱满的胸围、发达的四肢、弹性的肌肉、匀称的身材、健康的皮肤等，都需要后天自己做出全面严格的要求和持之以恒的锻炼。要开朗乐观，不为个人蝇头微利而愁郁不解；要注意参加多样的体力和脑力活动，使生活得到有节奏的调剂而丰富多彩；要坚持多样的体育锻炼，循序渐进，持之以恒；要注意饮食营养，不任性，不暴饮暴食，要饮食多样而适当。这样，便能使我们的体态更加俊美，风度更加潇洒，风韵更加高雅。

2.仪表美　是人的容貌、举止、态度的美，通常表现为风度、风韵和高雅、俊美。如果说人体美主要是天生、自然的因素占主导地位，那么仪表美的社会性则是明显的、十分重要的，除了自然美的几个因素，如体型、容貌外，仪表美体还现在人的服装、发式、表情、姿态、神采等。这些后天的、具有社会内容的仪态、风度、风采、风貌、风韵是人在长期的社会生活中逐渐形成的，这与整个社会的传统、风俗，与经济、政治、文化的状况紧密相连。当然，它也与个体的思想情操、品格、道德、精神气质、格调情趣、智慧常识、志向理想相联系。

3.语言美 表现为两个方面：一方面语言必须和气、文雅、谦逊，它使人感觉对方是一个懂礼貌、有修养、讲文明的人，是感情真挚诚意、品格高尚的人；反之，如果出言不逊、脏话连篇、尖酸刻薄、强词夺理则会引起他人的厌恶，会使人认为对方是一个素质低下、思想浅薄、缺少教养的人。另一方面是语言的鲜明、准确、生动。言出心声，词必达意，使人感受到对方的真诚可信、态度明朗、思路敏捷、条理清楚。再加上表达时许多新鲜事例，活泼的语言，使人感受到对方的文学修养和驾驭语言的高超技巧，从而引起人的快感；反之，语言含糊、头脑混乱、心灵空荡荡，则会引起人们恶感。

4.行为美 行为是一个含义很宽泛的概念，它包括人类一切实践活动，如创造物质财富的生产行为、创造精神财富的科学与艺术行为、推动历史前进的革命行为、维护公共利益的道德行为、沟通人际关系的交换行为、提高身心健康的锻炼行为、调节衣食住行的生活行为等。

行为美是指受到社会舆论的肯定和赞扬的行为，在人们的社会生活中，衡量一种行为的美丑，不是依靠个人的好恶，而是根据社会发展的需要。判断个人行为美不美，只能依据他对这一伟大事业的态度。一个人能力有大小，工作岗位也各有不同，只要他的行为能够体现出对他人幸福的关心，有利于社会发展，这种行为就是美的。一要做到行为美就要心灵美。只有心灵美的人，才能表现出行为美。二要能关心自己行为的社会效果，理智地选择自己的行为。三要在与他人的接触中，注意谦虚、谨慎、文明、礼貌。学会用亲切友善的态度，处理好人与人之间的关系，把自尊、自爱与尊人、爱人很好地结合起来。四要做到言行一致、表里如一、光明磊落、讲究信义。

二、人的内在美

心灵美是人的内在精神世界的美，是人性美的核心。包括思想意识的美、道德情操的美、精神意志的美、智慧才能的美。思想意识的美，指人要有正确的立场、观点、方法，有崇高的理想和爱国主义思想。在历史发展的长河中，凡是站在人民的、进步的或爱国的立场上，与历史的发展趋势相适应的思想都是美的。道德情操的美，指人的道德、品质、情感、操守、格调、情趣等的美，也就是人们常说的人格美和人情美。人格美是人们在为了共同的正义事业而奋斗中表现出来的品格、品质的美，如正直、诚实、忠诚、光明磊落等；人情美则是人们在为了共同的正义事业而奋斗中所表现出来的情感、操守的美，如同情、友爱、谦虚、和善等。人格美和人情美，从本质上说则是人的品质、感情的真与善。在历代的美学论著中，尽管真、善、美有着不同的时代特点和各自的阶级内容，但都揭示了心灵的美、真和善的密切关系。无产阶级的心灵美也必须以真为基础、以善为灵魂，把真、善、美看作有机的统一。精神意志的美是人们在为正义事业而斗争的过程中表现出来的进取精神、顽强意志和崇高气节的美。如刻苦耐劳、艰苦奋斗的精神，毫不利己、专门利人的精神，忠于职守、廉洁奉公的精神，坚韧不拔、勇敢果断的意志，威武不能屈、富贵不能淫的气节等。这些精神意志不仅是善的，而且是美的。人的智慧才能表现于高度的文化素养、知识才干、聪明智慧等。一个完美的心灵同时要具有思想意识的美、道德情操的美、精神意志的美和智慧才能的美。在"四化"建设的伟大时代，更需要众多的全面发展的一代新人，否则，就难以担负起历史赋予的伟大使命。党和国家提出"五讲""四美"的要求，"四美"之首则是"心灵美"，便是基于这个道理。以思想意识、道德情操、精神意志、智慧才能等为内容。

人的心灵美总是通过人的外在的仪表、语言、行为表现出来，人的仪表美、语言美、行为美无不展现出一个美丽的心灵。人的精神可分为知、意、情三大领域，因而心灵美大致可包括知识（智慧）美、意志（道德）美和情感美。

1.知识美 表现于人的高度文化素养、知识才能、聪明智慧。随着知识经济的发展，人们的观念，包括审美观念也迅速发生变化；知识的价值，包括知识的审美价值也日显突出；拥有知识经济时代所具备的知识的人，也越成为重要的审美对象。荀子说过："君子之学，以美其身。"有了学问，才使人更美。这些虽有道理，但在落后的生产力和社会制度下，没有普遍性，而只有强壮的体力，能够拉车、赚工分才是美的。只有在现代化进程迅速、全面展开的年代，人们才充分意识到知识的极端重要性，意识到知识是人的本质力量最充分的体现，因为知识经济社会是一场全球性的知识较量，是知识总量、人才素质和科技实力的较量。知识和掌握知识的人必然成为人们崇尚、审美的对象。

2.意志美　指人的进取精神、顽强斗志、崇高气节、高尚品格、献身精神等。人的意志美在社会美中最具有鲜明的社会性。市场经济是自由竞争的经济，是平等竞争的经济，与之相适应的政治制度是民主制度、法律制度，因而它培育出的人是具有独立人格的人。在当前的知识经济和市场经济年代，我们不仅需要拼搏、自强不息的精神，而且需要我们传统文化中优秀的伦理道德遗产。在发展经济、改革开放的同时，也出现不良道德的抬头，表现为人的动机物欲化、举止粗俗化、人际关系冷漠化、行为躁动化、行事无责任化、虚假浮夸化的倾向，这需要用传统的伦理道德中优秀、合理的东西予以润泽。

3.情感美　情感指人对客观事物的态度和体验，表现为积极、肯定的愉快、喜爱、满意，或消极、否定的憎恨、愤怒、嫌恶等，也就是喜、怒、哀、乐的表现。美的情感不是纯粹由个人随意宣泄的，而是得到社会认可的一种普遍的情感。例如：对弱者的同情，并由这情感进一步深化为爱的情感，就是一种美的情感。以孔子、孟子为代表的原始儒家早就认识到这一点，他们认为，"仁"发端于人类生活中所形成的"恻隐之心"，即同情心，其深化便是爱，故"仁者爱人"，父慈子孝、兄友弟恭是家庭生活中亲情之爱。忠恕之德的基本要求是以诚待人，推己及人，其基本内容是己立立人、己达达人；己所不欲，勿施于人，这是由家庭之爱走向泛爱、社会之爱。这正像我们现在津津乐道的"让世界充满爱"。恨的情感也可以是美的，表现在对假、丑、恶东西的憎恨。

三、人的外在美与内在美的关系

人的美包括外在美和内在美两个方面。外在美指人的相貌、体态、语言、仪表等方面的美，内在美指人的心灵、性格、情操、智慧、情感等方面的美。内在美是外在美的内化，并通过外在美呈现出来；而外在美则是内在美的外化，并受内在美的制约和规范。外在美需要内在美作为底蕴，内在美需要外在美来展现，只有当外在美和内在美到达和谐统一时，一个人的美才能真正地显现出来，这种内外和谐一致的美才能让人感受到。内在美是人的立人之基、做人之本；人的外在美是美的表现形式，二者有机统一、相辅相成、缺一不可。

素质提升

马雅可夫斯基剃发

前苏联著名诗人马雅可夫斯基有一头美丽的卷发，深得画家列宾的嘉赏。诗人请画家为他画像，画家欣然同意，准备画好这头卷发，表现出诗人的风采。不料诗人来到画家面前时，却提前把美发剃掉了，理成了光头。列宾很不理解，遗憾地问诗人这是为什么。马雅可夫斯基风趣地解释说："一个人的美不在外表，而在才华、气质、品格。我怕你在画像时只注意我的头发而忽视了对我的精神、个性的表现，便把它剃掉了。"马雅可夫斯基为画像剃掉美发的故事，生动地说明了人的外在美与内在美的关系。

人的外在美与内在美的关系，人物形象的内在品质、精神、性格是美的内容，人物形象的外貌是外在形式。北宋哲学家张载说："充内而形外谓之美。"就是说一个人具有充实的、美好的内在品质，而且以美丽可爱的外在形式表现出来，才是一个完美的人。然而心灵美与外在美相比，心灵美是更重要的。古希腊的德谟克里特就说过："身体的美若不与聪明才智相结合，只是某种动物性的东西。"而且天生丽质的美，将随岁月的流逝而消逝，只有美德是长存的。因此，人物形象的美重在内容。

1.人的美和人的本质有密切的联系　人的形象美是对实践中体现出来的人的自由创造本质的积极肯定。这种自由创造本质赋予人物形象内在的美，体现为人物的美好理想、品质和聪明才智等，也就是我们常说的心灵美、精神美、性格美等。人的自由创造本质通过各种劳动实践活动来体现，因此，美的内容常常通过具体实践来表现。如人们把勤劳、乐于助人、正直、无私奉献等称为美德，因为它们体现了人类的理想和本质，人物形象的美是通过人物及体现这些优秀品质的具体事件来表现的。这些都属于美的内容。因此，自古以来人们判断人物形象是否美时，都十分重视美的内容，而不是外貌的形式美。

2.内在美具有持久性　外貌美并不直接体现内在美。外貌作为人物形象的形式美，会随岁月的流逝和其他因素而改变，而人的内在美是可以不随外貌美的消减而消减的，是相对稳定持久的。正如歌德所说："没有德行的美貌是转瞬即逝的，可因为在您的美貌中有个美好的灵魂，所以您的美丽是永存的。""外貌只取悦于一时，内心美才能够经久不衰。"人物形象外貌的美并不总是与人物形象的内在美相一致的。因此，人物形象美在内容。

3.内在美的显现更为生动丰富，更能直接体现人的本质　人物形象的美有两种感受性形式：一种是外在美的表现形式，即外在的形式美，亦即人的外貌美，包括身材、容貌、习惯姿态、服饰打扮等方面体现的匀称和谐等美的特征；另一种是内在美的外部表现，主要通过人的具体实践活动来表现。后者作为显现人物形象内在美的感性形式，更能直接表现人的心灵和光辉，更能生动地体现人的自由创造的共性本质与个性特征。而外貌美是形式美，不能直接体现人的自由创造本质。形式美有时能够体现人的精神美，有时不能与人的内在美相统一，有时甚至与内在丑相结合。因此，只有注重人的内在品质、精神和性格，才能说明哪些人物形象是美的，哪些不是美的。

4.内在美对人的精神生活能产生更深刻的影响　人物形象的美首先是内在品质和精神的美，其次才是外在形式的美。内在美可以弥补外表的某些缺陷，而心灵的卑污却不能用外表美抵消，心灵美的人可能在外貌上有缺陷，但仍能使人感到可亲、可爱；而心灵丑恶的人，即使长得漂亮，却免不了使人厌恶。虽然人物形象的外在形式美，尤其是衣着的整洁、协调、适度和表情、姿态的自然、得体等也能在一定程度上体现人的精神面貌，是人们追求的人物形象美的理想的一部分；但是这些外在美只能给人以感观的美感，不能震撼人们的心灵。当人们发现具有外在美的人物形象在行为上不美时，便通过理性认识来否定人物形象的整体美。只有当人们通过人物的具体行为，通过人物的具体实践活动这种感性形式认识到人物的内在品质、精神、灵魂的美时，才能产生强烈的精神震撼。因此，人们对人物内在美的感受和欣赏能够对人的精神生活产生深刻影响。

既要充实美的内在精神，又要重视美的外在表现，努力达到内在美和外在美的统一，使人的一切都更加完美，这应该成为每一个现代人的最高追求目标。

第三节　社会生活美

一、劳动美

1.生产劳动美是社会美的最基本的内容　生产劳动是人类社会生活的最基本的内容，人的自由、自觉的创造活动以及才能、智慧、品格、意志、情感等本质力量也是最直接、最集中地体现在生产劳动之中。因此，生产劳动美是社会生活美的最基本的内容。生产劳动美是指社会成员在生产劳动过程中创造的、积累的、感受到的美。

美不仅存在于自然界和艺术中，而且存在于人们的创造性劳动中。劳动创造了美，创造性生产劳动不仅生产着审美客体——为社会所欢迎的产品或服务质量；而且完善着审美主体——探求科学知识的欲望，对生产技艺精益求精的进取心，征服自然、排除困难的坚韧意志和团结互助的集体主义精神。随着社会物质文明和精神文明的发展，劳动将不再作为谋生手段，而成为人们的生活要素，那时生产劳动过程的审美作用和审美价值将会提到一个更新的高度。在社会成员特别是在青少年中进行生产劳动的审美教育，是培养有理想、有道德、有文化、有纪律的全面发展的人才的必要途径。把生产劳动教育作为审美过程，就应该教育人们积极主动地去创造美，从而使自己获得美。也只有通过生产劳动，人们才能真正懂得美、理解美，成为全面发展的人。

2.自由劳动美　劳动美是人们在生产劳动中形成和表现出的美。劳动美是社会美的最基本的内容，它使人的自由、自觉的创造活动以及才能、智慧、品格、意志、情感等本质力量最直接、最集中地体现于生产劳动之中。

马克思主义认为，劳动创造了美，劳动首先使劳动自身成为审美对象，使劳动过程、劳动工具、劳动场面、劳动产品成为审美对象。人类的生产劳动作为调节人和自然关系的感性活动，是合目的性和合规律性相统一的活动，是显现和外化人的本质力量的活动，也就是创造美的活动。随着社会历史的不断进步，劳动美的真正美学性质才会完全恢复，生产劳动美才会摆脱一切束缚，充分展现和发展起来。在社会主义社会劳动已成为一种需要，人们比以往任何时候都更深刻地感受到劳动本身的美，包括劳动过程、劳动环境、劳动工具、劳动组织、劳动产品、劳动成果以及劳动主体——劳动者自身的美。

二、人文环境美

人文环境美包含环境美和人际关系美。

1.环境美　是指人所创造的生活环境的美。美好的环境使人感到舒适和谐，精神爽快。从原始社会的洞穴，到今天的高楼大厦、富有个性化的家居、城市化建设、小区设施的完善，人们的生活、生存环境质量在不断提高，不断美化。

2.人际关系美　指人与人交往过程中表现出来的高尚情操，是社会美的一种体现。人与人之间以诚相待、彼此尊重，使交往双方在情感上感到愉悦、精神上得到满足；更高层次的人际关系能显示出促进人类进步、推动历史前进的伟大力量，如伟人间的友谊、国家间的外交关系等。

三、社会风尚美

1.风气美　社会风尚美，首先表现在社会风气美。一个时代、一个地区的社会风气，在人们的兴趣爱好、相互交往等各个方面都会有所反映。在人与人的关系上表现出来，便构成一种人际环境。人际关系美，是社会风气美的极为重要的内容。

2.礼仪美　礼仪是在人际交往中约定俗成的行为规范与准则，是对礼貌、礼节、仪表、仪式等具体形式的统称，是个人内在修养和素质的外在表现。礼仪所研究的领域是人类的行为，由于人类行为的可变性，所以这个领域中所研究的行为含义也将是可变的、发展的。

礼仪具有共同性和差异性。由于民族信仰、习俗、地理环境和交通条件等因素的影响，不同国家、不同地区和不同民族有着截然不同的发展历史。各个国家、地区和民族都有一些自己的、区别于他人域的礼仪表达方式。礼仪具有时代性与传承性，具有鲜明的时代特点，一个时代的社会风貌、政治背景、文化习俗等都会对礼仪的形成或流行产生影响。因此，礼仪也不是一成不变的。随着社会的进步、时代的发展，礼仪也随之变化，并在实践中不断完善，被赋予新的内容，形成一种具有时代特色的礼仪规范。

礼仪是开启社交之门的"金钥匙"，是人们交往生活中的礼节和仪式。热情的问候、友善的目光、亲切的微笑、文雅的谈吐、得体的举止等，可使人们成功地交流与沟通，有利于扩大社会交往，进而取得事业成功。礼仪美具有沟通协调、美化塑造、维护教育的作用。

第四节　日常生活美

一、服饰美

1.服饰是一种文化象征，反映时代与个性　中国素有"衣冠古国"的美誉，服饰文化是诸多传统民族文化的重要组成部分。经过历代的积累与交融，不断丰富与发展，融合不同时期人们的美学思想与审美情趣，形成中华民族特有的服饰文化系统，反映出每个时代的社会发展状况和人们的精神追求及文化底蕴。"衣、食、住、行"是人类生活的四大元素，将"衣"放在首位，体现出衣服对于人们生活的重要性。

2.服饰美要得体，与身份、环境相协调　服饰美不仅是社会美，而且是形式美，因为服饰美是人的情趣、理想、意志、爱好等的外在表现形式。人人都有爱美之心，身上的衣服，不仅要保暖，而且要讲究颜色和式样；头上的发型，不仅为护头，而且或烫，或辫，或髻，总要进行一番修饰，这是应该的，也是必要的。因为人的服饰是人们寄托生活乐趣的一个重要方面，服饰美对促进整个社会生活的美化有着非常重要的作用。如果我们把服饰问题放到一定的历史阶段和社会环境当中，历史地、辩证地、唯物地去考察这一问题，便会发现，服饰美还是有章可循的。

（1）实用性　美自产生之日起，便是同功利性联系在一起的，这种天然的联系一直延续到今天。尽管美的价值并非表现在实用方面，但是历史的联系决定了它应该有利于实用，起码不损害实用。田间劳动的农夫不会穿士大夫的阔袖长袍，因为有碍于劳作；捕捞的渔人也不会戴着沉重的紫金冠，因为有碍于潜水。我国古代妇女的缠足，曾风靡一时，有人认为走起路来"步步生莲花"，十分好看，但是，由于影响人的生活、劳动、健康，也终于为历史淘汰。服饰要利于生活和健康，做到美和善的结合，首先是实用，然后才是审美。墨子曰："食必求饱，然后求美，衣必常暖，然后求丽。"不利于身体健康，不利于发育的修饰，最终的结果都是不美的。

（2）时代观念和民族观念的制约性　服饰美要受时代观念制约，总是反映一定的时代意识，例如中华人民共和国建立初期，人们喜欢穿蓝布的列宁装和中山装，这同人们敬慕革命、崇尚朴素的时代观念是联系在一起的。服饰美受民族观念的制约，反映出一定的民族性格和民族意识。比如，朝鲜妇女一般喜欢穿素白色衣服，给人的感受是洁净、朴素、淡雅，她们的性格则是比较温和、文静的；彝族喜欢穿黑色衣服，黑中透些红色，显得很有生气，这与他们质朴的性格很吻合；维吾尔族妇女的服装色彩艳丽、样式丰富而富有变化，青年妇女还以长发为美，这些服饰是由她们能歌善舞的开朗、活泼的性格决定的；瑶族服装多红色装饰，色彩强烈，还绣有彩色图案，表现出他们爽朗、欢快的性格；京族靠近海边，天空、海水的蓝色深深印在他们的意识当中，因此这个民族的年轻人喜欢穿浅蓝色衣服。

（3）服饰美要遵循个性化的原则　即服饰应扬长避短，突出自己的人体美，体现自己的个性美。在服饰打扮方面，一个人究竟选择怎样的发型，穿什么颜色和样式的服装，都要同他的年龄、职业、性格、身材、肤色等结合起来，扬己之长，避己之短，不可盲目地模仿别人，否则会出现"东施效颦"之弊。

二、生活美

日常生活是社会生活中最基础的部分，也是社会美的重要领域。无论是衣、食、住、行，婚、丧、嫁、娶，播种、收割，养鸡、放牛，采桑、纺织，打猎、捕鱼，航海、经商等，都饱含丰富的历史、文化的内涵，如果人们能以审美的眼光去观照，它们就会展示出一个充满情趣的意象世界。例如衣食住行中的"食"这一项。从古代开始，饮食就不仅是为了适应人活命的生物性的需要，而是适应人的精神生活的需要。饮食是一种文化，它和社会生活各个方面（从政治、经济到生活方式，从社会风气到社会心态）紧密联系，包含历史的、审美的意蕴。正如中国人的生活离不开喝茶、饮酒，茶、酒和社会生活的各个方面都有联系，它们常常伴随人世的兴衰和悲欢，因而包含丰富的文化的意蕴。例如，在盛唐时期，饮酒在文人生活中占有重要的位置。饮酒给他们美感，使他们时时刻刻感受到当时作为国际大都会的长安的盛世气象。李白的诗写道："风吹柳花满店香，胡姬压酒劝客尝""五陵年少金市东，银鞍白马度春风。落花踏尽游何处，笑入胡姬酒肆中"。这是一个多么风流潇洒的意象世界。再如茶，就和古代的婚姻风俗有联系。

日常生活的美，在很多时候表现为一种生活的氛围给人的美感。这种生活氛围，是精神的氛围、文化的氛围、审美的氛围。如玫瑰园中的芳香，看不见、摸不着，但是人人都可以感受到，而且往往沁入你的心灵最深处。中国古代很多有名的诗句都是描绘这种生活氛围的美感，如"渡头余落日，墟里上孤烟""姑苏城外寒山寺，夜半钟声到客船""儿童相见不相识，笑问客从何处来"等。白居易有一首小诗："绿蚁新醅酒，红泥小火炉。晚来天欲雪，能饮一杯无？"在一个将要下雪的黄昏，诗人邀请他的朋友在雪花飞舞中一起饮酒，这是一个诗意弥漫的生活氛围。宋代诗人陈与义有一首《临江仙》，其中说："忆昔午桥桥上饮，坐中多是豪英。长沟流月去无声。杏花疏影里，吹笛到天明。"诗人和他的朋友在杏花疏影里饮酒吹笛，这是一个春色醉人的生活氛围。这些都启示我们，日常生活的美，在很多时候都是氛围的美。

历史上许多文学家、艺术家，以老百姓这种普通的日常生活为题材，创作出许多不朽的文学艺术作品。如战国镶嵌宴乐攻战纹壶上的采桑图，东汉弋射收获画像砖上的渔猎图，以及《诗经》中的《七月》《东山》都是描绘老百姓的日常生活，包含极浓的生活情趣。敦煌壁画上也生动描绘了当时老百姓的日常生活的场景：耕种，养蚕，纺织，盖房，打猎，捕鱼，制陶，冶铁，畜牧，屠宰，推磨，做饭，婚嫁，商旅等。再如17世纪荷兰画派的画家曾经创作了一大批真实描绘当时荷兰普通老百姓日常生活的绘画，在绘画史上占有重要的位置。我们可以看出，所谓社会美是一个意象世界，其中包含着深刻的历史的意蕴，照亮了老百姓的生活的本真状态。

三、民俗风情之美

在一定历史时期，一个地区的人民群众都有自己相对固定的生活方式，人们称之为民俗。当这种相对固定的生活方式显示出审美价值时，就称为风情。而当人们完全超脱日常的生活方式而成为纯审美的活动时，就成为节庆和狂欢活动。

民俗风情是重要的审美领域。因为这里包含人生、历史的图景，有老百姓的酸甜苦辣、喜怒哀乐。北京的天桥，杭州的西湖，南京的秦淮河，德国的莱茵河，法国的塞纳河，历来都是游客体验民俗风情的著名景区。老北京的民俗风情极有特色。例如天桥，那是一个集中展现老北京民俗风情的游览景区，汇集了表演戏剧、曲艺、杂耍的各种戏园子、游乐场和酒馆、茶馆，小吃摊点、百货摊棚，在清朝末年民国初年逐渐兴旺起来。在饮食方面，天桥的小吃可说是集北京小吃之大全，有豆腐脑、面茶、炸豆腐、烧饼等，一共110多种。除了小吃，还有各种货物，应有尽有，真的是热闹非凡。天桥的风情，包含了极其丰富的社会的、历史的、民俗的内涵，包含了难以言说的人生的悲欢和审美的情味。

随着时代的变化，一个国家、一个地区的民俗风情也在变化。民俗风情作为重要的审美领域，一直为艺术家所关注。他们创作了许多描绘民俗风情的艺术作品。明末清初的文学家张岱在他的《陶庵梦忆》《西湖梦寻》等著作中，对明代末年南方城市的民俗风情做了十分精彩的描绘。如《西湖香市》描绘当时西湖香市"有屋则摊，无屋则厂，厂外又棚，棚外又摊""岸无留船，寓无留客，肆无留酿""如逃如逐，如奔如追，撩扑不开，牵挽不住"的热闹场景。又如《西湖七月半》写七月十五日夜晚杭州人涌到西湖边赏月，描绘了5种不同阶层的人的享乐方式和审美情趣，是当时西湖民俗风情的一幅极好的图画。再如《清明上河图》是一幅长卷画，描绘了北宋开封城外东南七里的一段汴河风光和城内街道的热闹繁华景象。

四、节庆狂欢之美

民俗风情中最值得注意的是节庆狂欢活动。节庆狂欢活动是对人们日常生活的超越。当代德国学者约瑟夫皮珀说："以有别于过日常生活的方式去和这个世界共同体验一种和谐，并浑然沉醉其中，可以说正是节日庆典的意义"。历史上很多思想家都谈到这一点。最早柏拉图就说："众神为了怜悯人类——天生劳碌的种族，就赐给他们许多反复不断的节庆活动，借此消除他们的疲劳。众神赐给他们缪斯，以阿波罗和狄俄尼索斯为缪斯的主人，以便他们在众神陪伴下恢复元气，因此能够回到人类原本的样子。"歌德在论述"罗马狂欢节"时说狂欢节是人民给自己创造的节日。上等人和下等人的区别刹那间仿佛不再存在了：大家彼此接近，每个人都宽宏地对待他碰到的任何事，彼此不拘礼节、自由自在地融合于共同的美好心绪之中，严肃的罗马公民，在整整一年里他们都谨小慎微地警惕着最微不足道的过失，而现在把自己的严肃和理性一下子就抛到了九霄云外。尼采认为这种节庆狂欢的生活状态是酒神精神的表现。在这种状态中，人充满幸福的狂喜，不仅人和人融为一体，而且人和自然也融为一体。

在狂欢节中，由于超越了日常生活的严肃性和功利性，生活回到了自身，人回到了自身。人在狂欢节活生生的感性活动中体验到自己是人，体验到人与世界是一体的。这是纯粹的审美体验。所以，狂欢节的生活是最具审美意义的。巴赫金认为，在狂欢节的感受中还包含着一种人生感，因为在狂欢节的感受中，总是显示着不断地更新与更替，不断地死亡与新生，衰颓与生成，显示着生死相依，生生不息。死亡和再生，交替和更新的因素永远是节庆世界感受的主导因素。所以人们在狂欢节的感受是一种渗透着形而上意蕴的审美感受（人生感）。不仅限于狂欢节，就是一般的节庆活动也"永远和时间有着本质性的联系"。因为节庆唤醒人的时间意识，使人强烈体验到生命流逝产生一种莫名的伤感。

五、休闲文化中的审美意味

人类社会很早就出现了休闲文化。休闲并不是无所事事，而是在职业劳动和工作之余，人的一种以文化创造、文化享受为内容的生命状态和行为方式。其本质和价值在于提升每个人的精神世界和文化世界。中国古代的学者和文人很重视休闲。他们主张"忙里偷闲"。清代文学家张潮认为"闲"对于人生有积极的意义。有了"闲"，才能有审美的心胸，才能发现美，欣赏美，创造美。在中国古代文人的生活中，琴、棋、书、画占了一个重要的位置。在中国老百姓的生活中，花、鸟、虫、鱼的养护和欣赏也占了一个重要的位置。饮酒、品茶、放风筝、养鸽子、蓄鹰、斗蟋蟀、古玩的收藏和鉴赏等，也都是休闲文化。休闲文化的核心是"玩"，"玩"是自由的，是无功利、无目的的。很容易过渡到审美的状态，所以休闲文化往往包含有审美意象的创造和欣赏，而且休闲文化所展现的意象世界，往往是社会美、自然美、艺术美的交叉和融合。在"玩"的活动中，玩家就能体验到一个意象世界，从而获得审美享受。

旅游文化是休闲文化的重要内容。它是从人的功利化的日常生活中超脱出来，是日常生活的隔离、中断。人们住在原来的城市，周围的一切都显示出实用的价值，一到旅游景区，旅游者都把日常的眼光换成了审美的眼光。用审美的眼光看世界，眼前的一切都成了美，新鲜、奇特、有意味。我国一些边远的山村，当地的民众习惯于用直接的、功利的眼光看待周围的一切，感受到的是单调、闭塞，可是外面来旅游者一旦看到这种"陌生化"的景象便会万分欣喜，他们赞美这里简朴、古老、宁静、自然的山村风光。但是真正一辈子生活在这里的当地民众对他们的生活环境却有种种怨言。这就是"距离"的作用。"不识庐山真面目，只缘身在此山中。"这两句诗就说明，如果没有和功利性的日常生活拉开距离，就不可能有审美的眼光，就不能见到"庐山的真面目"（本身的美）。所以旅游活动从本质上讲就是审美活动，也就是超越实用功利的心态和眼光，在精神上进入一种自由的境域，获得一种美的享受。

目标检测

答案解析

1. 人的外在美和内在美具有什么样的关系？
2. 社会美的源泉与功能有哪些？
3. 简述劳动美的特点和意义。

（陈　蕾）

书网融合……

本章小结

第六章　艺术美

PPT

◎ 学习目标

　　1.通过本章学习，重点把握艺术美育的特征及表现形式；雕塑、绘画、设计、摄影、音乐、舞蹈、影视、戏曲、辞章文字的特点、分类和欣赏的要点。

　　2.能够运用所学知识，提高自身审美能力，对各门艺术形式有所掌握。

　　艺术之所以成为艺术，是因为它通过对人们熟知的生活的再创造，提炼出深刻的教育意义。或者是给人以启迪；或者是表达人们对生活的美好期望；或者是表达人们惩恶向善的心理等，用来满足人们对美好生活的向往。所以，艺术是源于生活而高于生活的。

　　艺术美是指各种艺术作品所显现的美。艺术美作为一种形态，它是由创作主体的审美认识而产生、"按照美的规律"并为了美的目的而创造的事物的美。

　　艺术美就是艺术形象之美。人们只有通过对艺术形象的欣赏，才能够感受到艺术作品之美。艺术形象是根据现实生活中各种现象加以艺术概括所创造出来的具体的生动画面，它是广泛多彩的。从本质上看，艺术美是以自然和生活为基础，通过对自然美和生活美的提炼并加工创造出来的一种美。相对于自然美而言，艺术美中不仅加入了思想美的元素，而且精神美更为浅显和突出。因而，艺术美不仅给人的审美影响积极强烈，而且更鼓舞精神、增强人的信念等；相对于生活美而言，艺术美更加集中和典型，给人的情感与精神影响更为直接和强烈。

第一节　艺术美育

　　艺术美育是指通过艺术教育的手段所实施的美育，它是美育体系中最重要的方面，具有任何其他形式的美育活动所不能替代的作用。这种艺术美具体地表现在艺术品上，而艺术品是艺术家创作的产物，是美的物化形态。艺术通过艺术家独特的眼光，把现实中朦胧含糊、不甚显露的美发掘出来，供人们认清什么是美、什么是丑。可以说，艺术美是人类高尚情感的结晶，它比自然美与社会美具有更高的美的层次。

　　艺术美育的任务是不断提高学生的感受、鉴赏、创造美与发现美的能力。发掘存在于学生中的高尚的品德、美好的情操，不断扩大生活的视野，积累社会实践经验，只有热爱自然、热爱生活、热爱人民的人，只有对社会生活具有丰富经验和深刻认识的人，才能够真正品尝到艺术美的芬芳。

一、什么是艺术美

　　艺术美是指艺术作品的美。艺术家按照一定的审美理想、审美观念和审美趣味，对现实生活中的自然事物和社会事物进行选择、集中、概括，通过一定的物质材料和艺术技巧，将头脑中所形成的审美意象物化出来，艺术美由此而产生。

艺术美是随着人类社会的发展而产生的，并随着人类社会的发展而发展的，是美的集中表现和最高形态，是艺术家创作的结果。艺术美和艺术不是同一概念。艺术是和哲学、宗教、伦理等相并列的社会意识形态。艺术美是对艺术品审美属性的概括。艺术美的种类繁多，存在于一切种类、样式的艺术作品中。造型艺术如工艺美术、建筑、雕塑、绘画；表演艺术如音乐、舞蹈；综合艺术如戏剧、电影、电视剧；语言艺术如文学等。这些都是艺术美存在的具体形态。艺术美是一种反映形态的美，它来源于客观现实生活，但不等于生活，是艺术家创造性劳动的产物。

艺术美具有客观性。艺术美是对现实生活中美的发现与描写，是对现实生活中各种美好事物的真实反映和再现。所以，离开了客观的现实生活和外在的物质世界，艺术之花就会凋谢，艺术美的绚丽光彩就会消失。

艺术美具有主观性。艺术家总是根据自己的审美理想，对曾经感受过的现实生活进行选择、集中、选取、加工、提炼，并融入自己的情感表达和审美评价，使艺术美具有主观性和表现性。正如黑格尔所说："艺术理想的本质就是在于这样使外在的事物还原到具有心灵性的事物，因而使外在的表象附和心理，成为心灵的表现。"对艺术家而言，艺术不仅是"自我"以外的客观世界的"再现"，更是"自我"本身的"表现"。所谓的"自我"，不仅包括艺术家的整个心灵（欲望、意志、理智、情感等），而且包括艺术家的整个生命活动。

艺术家不仅来自对现实生活中美的事物的反映，而且来自对生活丑的反映。生活中的丑虽然是令人反感和讨厌的，但经过艺术家的创造性劳动，它完全可以变成供人们欣赏的审美对象。例如《半夜鸡叫》中的周扒皮，达·芬奇名画《最后的晚餐》中的犹大，安徒生创作《皇帝的新装》中的皇帝等，在现实生活中，他们却是著名的艺术形象。这是因为生活中的丑经过艺术处理进入艺术作品后，就成了渗透着艺术家否定性情感评价的艺术形象，这样的艺术形象并没有改变其自身丑的本质，却通过对丑的揭露、鞭挞和否定，从反面肯定了生活中的美，激起人们对丑的憎恶，激发了人们对美的追求（图6-1）。

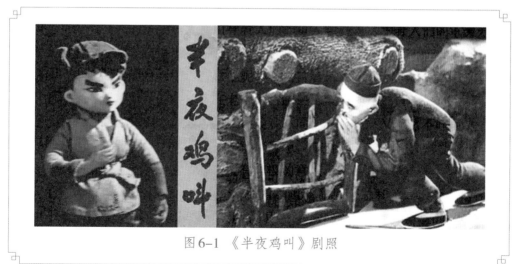

图6-1 《半夜鸡叫》剧照

二、艺术美的特征

艺术来源于生活，但艺术已同现实生活的原生形态有本质区别，艺术美是"第二自然"，是一个新的现实。艺术美是现实美的反映、提炼、深化和升华，是美的高级形态，具有比现实美更高的审美价值。因此，艺术美不同于自然美和社会美、科技美，它是美的集中表现，是美的最高形态。艺术美的这一特殊性也使得艺术美育不同于社会美育和自然美育而拥有独具的魅力和特点。具体来说，艺术美育的特点主要体现在以下方面。

1. **形象性**　艺术形象是艺术家根据实际生活的体验、认识，根据美的规律创造出来的具体可感而又带有强烈情感色彩的艺术情境。形象性是艺术美的首要特征。

2. **典型性**　各种载体的文学作品、音乐作品、绘画和雕塑作品都不是对现实事物的简单模仿，它们往往是对某一类事物特性的综合反映，从中反映此类事物的本质。不过，它们采取的手段各不相同。典型是艺术家塑造的、具有鲜明个性的、带有深刻思想性的、能够放映生活中某些本质和历史发展规律的一批艺术形象，典型形象往往还有着丰富的性格。典型性是艺术美的根本特征。

3. **情感性与理想性**　同一审美对象，在不同的审美主体那里因不同的情感体验而产生的不同审美结果。审美主体对理想境界的不同追求，也会产生不同的艺术作品。

4. **永久性**　艺术本来是在时间中的，它有时代性、历史性，但恰恰艺术本身能把时间凝冻起来，成为一个永久的现在……

自然界中各种事物的形态特征被人的感官所感知，使人产生美感，并引起人们的想象和一定的感情活动时，就成了人的审美对象，称为美的形式，如各种曲线，各种对称图形、各种富有变化而和谐的形体、面孔、声音和色彩。

三、艺术美育的功能

艺术美所具有的上述特点，使它有着强烈而巨大的美育效能。艺术是真、善、美的和谐统一，从功能和效用角度来说，通过艺术教育和艺术欣赏即艺术美育：由真而能产生知识理智教育，由善而能产生意志行为教育，由美而能产生情感教育。因而，艺术美育将会越来越重要。艺术的美育效能在美育的3个层次——爱美美育、审美教育和创美教育中都能得到体现，具体可概括为以下4个方面。

（1）艺术美育可以扩大学生的知识视野，发展学生的智力和创造精神。

（2）艺术美育具有净化心灵、陶冶情操、完善品德的教育功能。

（3）艺术美育可以促进学生身体健美发展，具有提高形体美的健康性和艺术性价值。

（4）艺术美育有助于学生劳动观点的树立、技能的形成，具有技术美学的价值。

第二节　造型艺术美

一、雕塑美

雕塑是一门独具特色的艺术形式，是人类文化史上最古老的艺术种类之一。雕塑是立体的，不同于绘画作品的平面审美模式，雕塑可以从正面、侧面、背面等各个角度去欣赏，每一个侧面都会构成一幅千变万化、独具意境的画面。雕塑的三维立体属性，使得我们对雕塑的欣赏更具动态性。

（一）雕塑艺术的特点

雕塑的产生和发展与人类的生产活动紧密相连，同时又受到各个时代、宗教、哲学等社会意识形态的直接影响。当人类还生活在天然岩洞中，需要与威胁生命的野兽做斗争的蒙昧时期，就已经知道敲打石头，并把它击磨制成锐利的武器或割削工具，进而运用审美意识和智能把一些可利用的物体雕磨成脱离实用的装饰品，成为单纯的雕塑作品。如在法国发现的15000年前旧石器时代的圆雕裸女和马、野猪等动物浮雕，以及在中国陕西何家湾和辽宁凌源、建平、东沟发现的距今5000~6000年新石器时代的石雕、骨雕、陶塑、人像和女神彩塑头像等。原始雕塑是在人类对自然力和对动物的崇拜，以及描绘人类本身的过程中逐渐认识世界的一种反映。雕塑是一种永久性的艺术，古往年代的许多事物经历史长河的冲刷已荡然无存，历代雕塑遗产在一定意义上却成为人类形象的历史。3000年前的妇女墓雕刻，使人能追溯中国殷商时代的信仰、制度、文化与艺术。秦始皇陵兵马俑再现了2000多年前统一中国的帝王大军的威仪。西汉霍去病墓石刻大气磅礴，反映了汉武帝开拓疆域的决心和汉朝国威。伴随着人类社会的发展，雕塑艺术愈来愈证明它是时代、思想、感情、审美观念的结晶，是社会发展形象化的历史记载，是一代又一代人向往追求的体现（图6-2）。

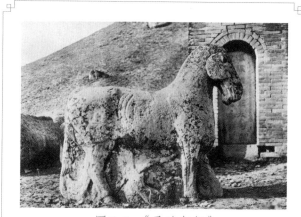

图6-2 《马踏匈奴》

雕塑是三维空间艺术雕塑的形体，雕塑作为三维空间的实体，给予人的感觉，首先来自它的形体，形体美是雕塑形式美的灵魂。雕塑的形体要比例匀称，结构严谨，通过形体展示形象的动势、情绪与生命力。例如，中国伟大的雕塑群秦始皇兵马俑。兵马俑是古代墓葬雕塑的一个类别。古代施行人殉，奴隶是奴隶主生前的附属品，奴隶主死后奴隶要作为殉葬品为奴隶主陪葬。兵马俑即制成兵马（战车、战马、士兵）形状的殉葬品（图6-3）。

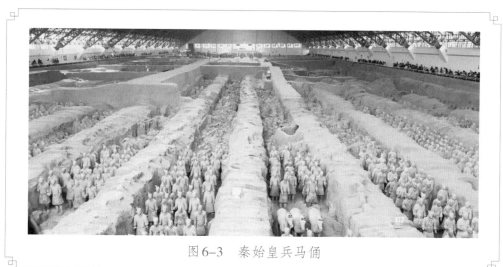

图6-3 秦始皇兵马俑

1. **以形体为基本表现形式** 雕塑作品的思想内涵、审美意趣都是通过一定的形体来表现的，以形体为基本表现形式是雕塑艺术的最大特点。正是因为以形体为基础，雕塑作品擅长表现事物的外形特征，易于做到形神兼备，并且容易在视觉上给人们强烈的冲击力，把人们的目光吸引过来，使其有意无意地成为欣赏者。

2. **表现手段的单一性** 相对于舞蹈艺术形式与绘画艺术形式来讲，雕塑的表现手段比较单一，它只能依靠单纯的人物形象或事物形体来表现一定的思想、寄寓某种道德或象征某种精神等。这一特点决定了雕塑作品本身既要形象明确、特点突出，同时细节的凸显或暗示也要十分清楚。

3.象征性和寓意性　因为雕塑艺术是借助于事物的形体来抒发情感、表达思想和表现道德精神的，因而难于像绘画那样进行细致和复杂的描绘，而只能凭借单纯的形象触发和唤起人们的想象与联想，使人们通过想象和联想把握其思想内涵，这就决定了雕塑作品的象征性和寓意性。例如，中国古代雕塑中的龙、凤、狮、麒麟等形象，都有象征意义（图6-4）。

雕塑艺术的象征性和寓意性常常与人们普遍的思想观念、审美意趣和知识经验联系起来，使人们很容易看到其内在的思想或所表现的精神。例如，中外人体雕塑作品非常注意人物姿态、表情、局部特征的雕琢，这是人们普遍的审美观念决定的。与此同时，雕塑作品的象征与寓意常常隐含于与形象紧密联系的幕后故事之中。例如，当看到鲁迅雕像的时候，自然而然地会联想到他为民族的前途与命运呐喊的事迹，继而从这一雕像本身看到其所象征的不屈不挠的与恶势力斗争的精神（图6-5）。

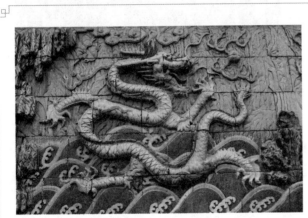

图6-4　故宫《九龙壁》

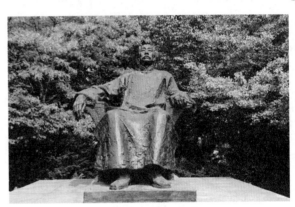

图6-5　《鲁迅像》

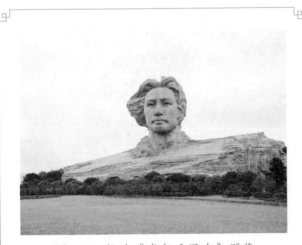

图6-6　长沙《青年毛泽东》雕像

4.体量美与视觉冲击力　雕塑作品的体量美包括两层含义：一是指大型单体雕塑作品以其形体的高大给人的庄严、雄壮、厚重等美感；二是指群雕塑作品以其数量和规模而给人的壮观、恢宏、博大等印象。例如，32米高的青年毛泽东塑像，伫立在长沙橘子洲头，迎风眺望，显出伟大年轻人的风采（图6-6）；现陈列于陕西咸阳历史博物馆的汉兵马俑以其数量众多给人以场面宏大、气势壮观的体量美。雕塑作品的体量美首先体现为强烈的视觉冲击力，继而转化为一种心灵震撼力，使人们获得强烈的审美快感。

（二）雕塑的分类

根据不同的分类标准划分，雕塑可以分为很多种。其常用的分类标准及分类结果如下。

1.按使用材料分类　雕塑可分为木雕、石雕、牙雕、骨雕、漆雕、贝雕、根雕、冰雕、泥塑、面塑、陶瓷雕塑、石膏像等。

2.按形态分类 雕塑可分为圆雕、浮雕、透雕（镂空雕）3种。

（1）圆雕 指非压缩的，可以多方位、多角度欣赏的三维立体雕塑。手法与形式也多种多样，有写实性的与装饰性的，也有具体的与抽象的，户内的与户外的，架上的与大型城市雕塑，着色的与非着色的等。雕塑内容与题材也丰富多彩，可以是人物，也可以是动物，甚至是静物。材质上更是多彩多姿，有石质、木质、金属、泥塑、纺织物、纸张、植物、橡胶等。圆雕作为雕塑的造型手法之一，应用范围极广，也是老百姓最常见的一种雕塑形式。如《川军壮士出川》是一尊非常出名的雕塑，它矗立在成都闹市街头（图6-7）。每一个稍微懂得抗战历史的人都知道，它的身后反映了300万四川男儿奔赴战场，为抗日死战到底的铁血军魂。

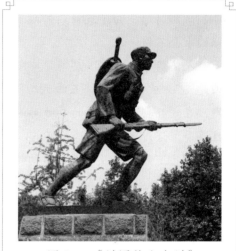

图6-7 《川军壮士出川》

（2）浮雕 是雕塑与绘画结合的产物，用压缩的办法来处理对象，靠透视等因素来表现三维空间，并只供一面或两面观看。浮雕一般是附属在另一平面上的，因此在建筑上使用更多，用具器物上也经常可以看到。由于其压缩的特性，所占空间较小，所以适用于多种环境的装饰。近年来，它在城市美化环境中占据越来越重要的地位。浮雕在内容、形式和材质上与圆雕一样丰富多彩。 它主要有神龛式、高浮雕、浅浮雕、线刻、镂空式等几种形式。例如，由刘开渠、滑田友等创作的人民英雄纪念碑浮雕（图6-8）。

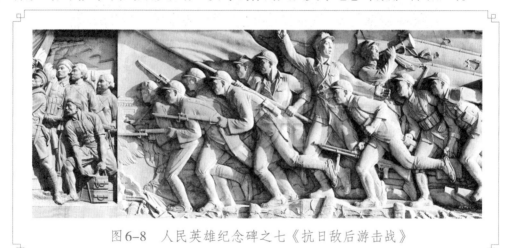

图6-8 人民英雄纪念碑之七《抗日敌后游击战》

素质提升

人民英雄纪念碑

人民英雄纪念碑是由著名建筑大师梁思成和他的妻子林徽因设计而成。碑身正面（北面）镌刻有毛泽东主席1955年6月9日的题词"人民英雄永垂不朽"八个金箔大字；背面是毛泽东主席起草、周恩来总理题写的金箔制成的小楷字体的碑文，并在1949年9月30日该纪念碑的奠基典礼上毛主席亲自朗读了碑文："三年以来，在人民解放战争和人民革命中牺牲的人民英雄们永垂不朽！三十年以来，在人民解放战争和人民革命中牺牲的人民英雄们永垂不朽！由此上溯到一千八百四十年，从那时起，为了反对内外敌人，争取民族独立和人民自由幸福，在历次斗争中牺牲的人民英雄们永垂不朽！"

人民英雄纪念碑下层须弥座束腰部四面镶嵌八幅巨大的汉白玉浮雕，分别以"虎门销烟""金田起义""武昌起义""五四运动""五卅运动""南昌起义""抗日游击战争""胜利渡长江"为主题，在"胜利渡长江"的浮雕两侧，另有两幅以"支援前线""欢迎中国人民解放军"为题的装饰性浮雕。浮雕高2米，总长40.68米，生动而概括地表现出中国人民100多年来，特别是在中国共产党领导下28年来反帝反封建的伟大革命斗争史实。

这座纪念碑生动表现了人民革命波澜壮阔的历程，是中华人民共和国有重大政治意义的建筑物，它的存在是缅怀和纪念我们的人民英雄，提醒我们幸福生活来之不易，鼓舞生者要为中华民族的伟大复兴不断努力奋斗。

（3）透雕　去掉底板的浮雕则称透雕（镂空雕）。把所谓的浮雕的底板去掉，从而产生一种变化多端的负空间，并使负空间与正空间的轮廓线有一种相互转换的节奏。这种手法过去常用于门窗、栏杆、家具上，有的可供两面观赏。例如，民国期间的象牙雕《群果拜寿》摆件（图6-9）。

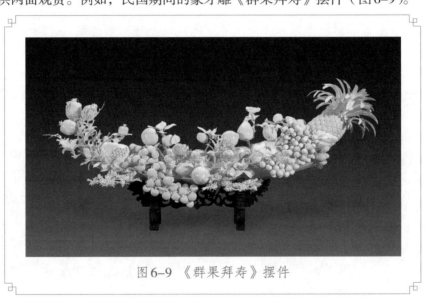

图6-9 《群果拜寿》摆件

3. **按使用环境和具体功能分类**　雕塑可分为城市雕塑、园林雕塑、室内雕塑等。其实不同的材质、不同的环境以及雕塑的功能等，最终成就不一样的雕塑，比较常见的雕塑有城市雕塑、园林雕塑、室内雕塑等。其中功能类型的雕塑，传递的是文化、纪念，甚至于精神、信仰等。例如，《黄河母亲像》位于甘肃省兰州市黄河南岸的滨河路中段、小西湖公园北侧，是全国诸多表现中华民族的母亲河——黄河的雕塑艺术品中最漂亮的一尊（图6-10）。

4. **按历史发展进程分类**　雕塑可分为传统雕塑和现代雕塑。

雕塑从古至今，拥有丰厚的历史，所以雕塑从发展方向上来看的话，可以直接分为传统雕塑和现代雕塑。虽说都是雕塑，但是传统雕塑跟现代雕塑存在较大的区别，主要在表现形式上。

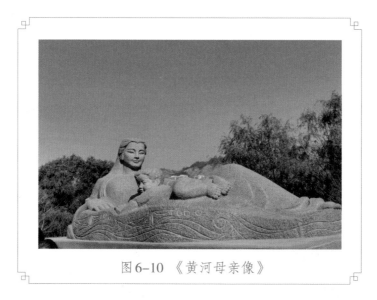

图6-10 《黄河母亲像》

（三）雕塑艺术欣赏的要点

因为雕塑形象明确具体，很容易看得清楚，所以一般人都可以观赏，这是雕塑艺术的大众性。但与此同时，由于雕塑作品一般都有它的寓意或者象征义，而其寓意和象征意义常常是与雕塑形象背后的故事、神话传说、历史传说等联系在一起的，需要具备一定的历史文化知识才能够正确理解，这是雕塑作品的人文性。欣赏雕塑作品不仅要观赏其形象，把握其所表现的思想、昭示的道德和象征的精神，而且要看其雕塑工艺和创作手法等方面的可取之处。雕塑艺术的欣赏要点如下。

1.观赏雕塑形象　主要应把握住以下几点：①看清楚雕塑作品的基本构成，其中包括主体形象、陪衬形象和背景雕饰等，在此基础上，明确雕塑作品所塑造的主要形象的类属；②看雕塑作品中形象的姿态和形体特点等，因为形象的姿态不同，所表现的精神风貌也不同。

2.把握思想意义　雕塑作品的真正价值不是审美表现，而是思想表达。因此，欣赏雕塑作品必须准确把握作品的思想意义：①通过了解形象在特定文化背景下的寓意或象征意义来把握，以中国古代雕塑作品的欣赏为例，在中国传统文化中，很多事物的形象都有其基本的寓意和象征意义，如龙象征着刚健有为、马象征着厚德载物、牛象征着吃苦耐劳等；②通过形象的基本特征和细节特点来把握；③通过形象背后的故事来把握雕塑作品的思想意义。

3.分析艺术特色　对于雕塑作品艺术特色的分析主要从3个方面入手。

（1）从构图元素的分析入手　因为在雕塑作品中，不仅每一个构图元素都具有一定的含义，所有元素按照一定的关系组合起来共同支撑着作品的主题，而且某一元素的巧妙使用能使作品的主题很好地凸显出来，或者使作品的艺术魅力一下子得到增强。例如，青铜雕塑《马踏飞燕》中，被踩在马蹄下的燕子这一元素的使用使得骏马飞奔的主题被成功地凸显出来（图6-11）；大理石雕像《断臂的维纳斯》中，下半身的长裙这一元素的使用，使得雕塑形象显得高雅起来。

（2）从创作方法入手　虚构的雕塑形象常常表现的是人们的精神崇拜和精神寄托等。例如，中国古代雕塑中的青龙、朱雀等神兽形象，就是人们采用浪漫主义的创作方法虚构出来的。人们虚构这些形象的目的，主要

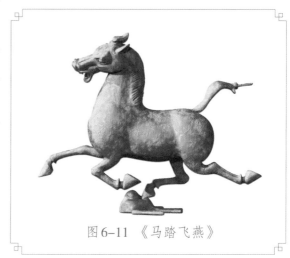

图6-11 《马踏飞燕》

是寄托精神（图6-12）。

（3）从表现手法入手　根据表现主题的需要，在雕塑创作中，创作者们经常使用夸张、对比和衬托等表现手法来塑造形象。例如，在西汉霍去病墓前的大型石刻雕像群中有一件《人与熊》雕塑（图6-13）。

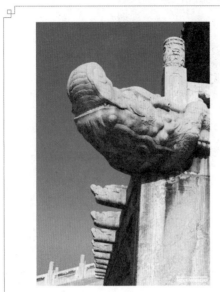
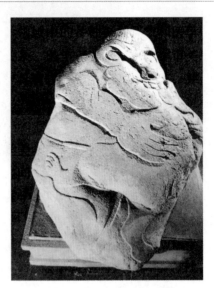

图6-12　故宫龙雕　　　　　　　　　　　　　　图6-13　《人与熊》

二、绘画美

绘画的取材范围极其广泛，表现的内容也极为丰富，人物以及社会生活的诸多方面，自然界的飞禽走兽、林木花鸟等，即人的社会生活内容和人化的自然界，在绘画艺术中都可以得到远比雕塑艺术更为直接和具体的反映。

绘画是美术中最重要的一种艺术形式。它是一门运用线条、色彩和形体等艺术语言，通过构图、造型和设色等艺术手段，在二维空间（平面）里塑造出静态的视觉形象的艺术。

（一）绘画艺术的特点

绘画是用色彩和线条在平面上描绘形象的一种艺术形式。它以现实存在的各种事物为形象基础，以事物美的属性和人们赋予事物的各种文化意义为表现内容，或唤起人们的审美体验，或启发人们的思想，或激励人们的精神等。概括起来，绘画艺术具有以下几个特点。

1.平面与静态的表现形式　绘画是在平面上描绘各种事物形象或场景，各种形象进入画面后，都是以平面的形式呈现出来的。同时，不论是静态的事物，还是动态的事物，一旦被描绘下来，在绘画中都是以静态的形式表现出来的。

绘画虽然以平面和静态的形式存在，但它既能够通过空间的透视关系和色彩的明暗变化表现出事物的立体感，也能够表现出事物的动感。例如，郭熙的《早春图》（图6-14），虽然是以平面的形式存在，但是通过物象的位置关系、色彩的明暗变化等，将形象的立体感和场面的空间感都表现出来了；文同的《墨竹图》，画中的竹叶表现出了在风中的动感（图6-15）。

2.视觉规律的综合利用　绘画虽然是在平面上描绘形象或场景，但必须表现出形象的立体感和场面空间感，因为只有这样，才能生动、形象地表现出事物的美感及其蕴含的道德与精神。那么，绘画是怎样在二维空间上将形象的立体感和场面的空间感表现出来的呢？主要是利用了人们对不同距离的物体的视觉幻觉和视觉思维经验。具体地讲，是利用了5种视觉规律。

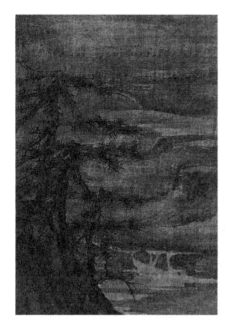

图6-14 《早春图》(局部)

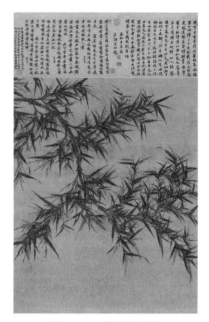

图6-15 《墨竹图》

（1）物象的大小关系　即利用视知觉的一般规律，大的被感知为大，小的被感知为小。

（2）物象的遮挡关系　即遮挡物象在前，被遮挡物象在后。

（3）透视变化规律　即物体近大远小的视觉规律。

（4）利用色彩变化的一般规律　其中包括明暗变化、色相变化、色度变化和对比度变化等。

（5）利用物象的虚实变化规律　即物象近实远虚，近处清晰、具体，远处概括、模糊。

3.**想象与联想的启示性**　绘画不仅通过视觉形象的描绘表现人的思想感情，而且力求使欣赏者通过画面联想到没有出现在画面上而又和画面形象有密切联系的事物。例如，北宋山水画最高成就巨匠范宽的《雪景寒林图》，这幅画中创造了一片纯化境界，使人感受到一种摄人心魄的神奇魅力，而且在这种感受中可体味出一种深思和内省的精神境界（图6-16）。

4.**再现与表现兼长**　绘画长于描绘，并且对形象和场景的描绘可以达到逼真的程度，因此，可以对现实存在的各种形象和场景进行完美的再现。例如，西方的油画和中国画中的工笔画大多是采用再现的方法展示形象和场景的美，借以唤起人们的审美体验、激发人们的生活热情。

绘画创作中再现方法的使用虽然可以使所绘形象或场景的视觉美感完美地展示出来，使人们从中获得充分的审美体验，但很难将物象的思想内涵表现出来。于是，艺术家们便开始研究绘画的表现功能并将其应用于创作实践。因此，我们要从中国绘画艺术的发展过程和西方绘画实践两个方面来看。

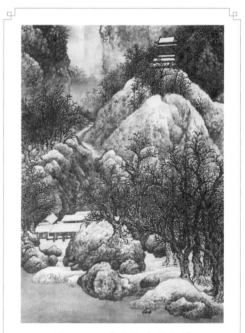

图6-16 《雪景寒林图》

5.**视觉美感的丰富性**　不同的画种，由于绘画工具、材料、创作方法、艺术技巧等不同，具有各自不同的艺术风格和不同的视觉美感。例如，中国画意境高远、清新淡雅、富有神韵，油画色彩丰富艳丽、物象逼真、视觉美感十足。从另一个角度看，由于不同的画家驾驭绘画语言的功夫不同，以及运用笔法、墨法、刀法、色彩、构图等的差异，即使画同一画种、相同题材作品，给予人们的美感也不尽相同。

（二）绘画的分类

采用不同的方法来分类，绘画可分为很多种。具体分类如下。

1.按绘画工具和使用的材料分类　绘画分为中国画、油画、版画、水彩画、水粉画和素描等。

（1）中国画　即中国传统的绘画形式，分工笔和写意两大类。因表现形式的不同，其中又有画派之分。

1）工笔画　简单来讲，就是运用工整、细致、缜密的技法来描绘对象，细节很多，层层递进，崇尚写实，追求形神兼备。它大致可分为4大类：工笔白描、工笔淡彩、工笔重彩和没骨工笔。从表现内容上又可分为山水、花鸟、人物。例如，宋徽宗赵佶的《瑞鹤图》（图6-17）。

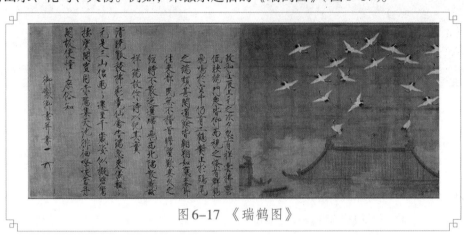

图6-17　《瑞鹤图》

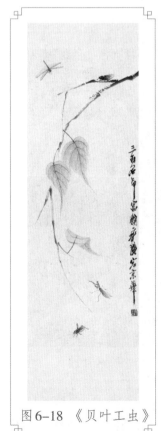

图6-18　《贝叶工虫》

2）写意画　是运用简练的笔法描绘景物，融诗、书画、印为一体的艺术形式。写意画多画在生宣上，纵笔挥洒，墨彩飞扬，简练豪放，较工笔画更能体现所描绘景物的神韵，也更能直接地抒发作者的感情。写意画主张神似，大写意画以草书入画，体现了中国人独特的造型观和境界观。作写意画一般离不开垫，现用之垫，从考究到随意，从高级的毛毡与毡子到旧报纸等品类颇多。如画家齐白石的《贝叶工虫》，画中秋已至，贝叶由绿变黄、变红，逐渐飘落（图6-18）。

（2）油画　是用快干型的植物油调和颜料，在亚麻布、木板等载体上所做的一个画种。画面所附着的颜料有较强的硬度，当画面干燥后，能长期保持光泽。凭借颜料的遮盖力和透明性能较充分地表现描绘对象，色彩丰富、写实、质感强烈。油画是西方绘画的主要表现形式，源于15世纪以前的蛋彩画。油画的画派种类繁多，如巴洛克、洛可可、古典主义、学院主义、浪漫主义、现实主义、写实主义、印象派，这些都是表现客观为主，至后期，也出现了如中国写意画一般的，以主观情绪为主的创造性作品，如抽象画等。《开国大典》是中国画家董希文创作的油画作品，描绘了1949年10月1日在天安门广场举行的中华人民共和国成立的盛大庆典，毛泽东主席在天安门城楼上宣读中央人民政府公告，宣告中华人民共和国成立的一刻。场面气势恢宏，喜庆气氛热烈（图6-19）。

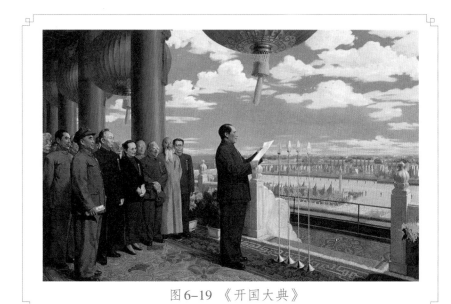

图6-19　《开国大典》

（3）版画　根据使用的材料不同，也分铜版画、木版画、石版画等。早期的版画是用来复制画作或者文字的，画、刻、印相互分工，后来随着艺术创造性的兴起，这些工作逐渐由一个人制作。中国的版画历史有千年之久。西方国家在16世纪时，丢勒就曾以铜版和木版复制画作，后来伦勃朗发现了铜版画的腐蚀法，并进入创作阶段。版画的制作可粗可细，表现形式丰富多样。李焕民的《初踏黄金路》表现了翻身农奴第一次收割属于自己的庄稼（图6-20）。

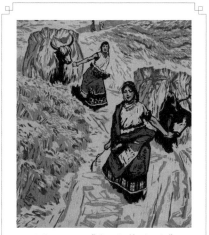

图6-20　《初踏黄金路》

（4）水彩画和水粉画　在国外都叫水彩画。水彩画和水粉画的主要区别是颜料的形态有所不同，一个是透明颜料，一个是粉质颜料。水彩画是用水调和透明颜料作画的一种绘画方法，水粉画是使用水调和粉质颜料绘制而成的一种。水粉色的颗粒比水彩色略粗一些，没有水彩颜色那样透明。水彩画和水粉画的媒介都是水，但是水彩画依靠水的稀释来减弱其色度，画面越亮的地方，用水越多，用色越少，空出的白纸的颜色是画面的最亮处。而水粉画则不完全一样，甚至相反，画面越亮的地方，用水越少。

（5）漆画　是以天然大漆为主要材料的绘画。除漆之外，漆画的材料还有金、银、铅、锡以及蛋壳、贝壳、石片、木片等。入漆颜料除银朱之外，还有石黄、钛白、钛青蓝、钛青绿等。漆画的技法丰富多彩。依据其技法不同，漆画又可分成刻漆、堆漆、雕漆、嵌漆、彩绘、磨漆等不同品种。漆画有绘画和工艺的双重性。

（6）素描和速写　对于古典写实主义的油画家来说，素描稿是不可或缺的重要组成部分。素描是艺术家表现的最基本的方式，速写是快速记录事物的写生方法，是素描的一种。素描和速写，不仅是造型艺术的基础，也是一种独立的艺术形式。

2.按作品再现或表现的对象分类　绘画可以分为静物画、动物画、人物画、风景画、历史画、风俗画、宣传画等。

3.按绘画的画面形式分类　绘画可分为单幅画、组画、连环画。

（三）绘画艺术欣赏的要点

1.对绘画作品（当然也包括一切艺术作品）要以理解的态度加以品评　不论哪种流派、风格，不论是你第一眼喜欢或不喜欢的，在欣赏之前都要首先确立自己的理解的态度。所谓理解，即设法了解作品产生的原因和背景，作者想要说的内容，以及作品结构、形式的特征等，只有对这些真正理解了，和作者的作品在感情上交流了，欣赏者才可能做出比较实事求是的判断和批评。欣赏和批评切忌有先入为主的成见。有人常常不研究作品，不了解艺术家的意图，对自己看不惯的东西痛加"批评"，这种人的欣赏能力是很难得到提高的。

2.了解绘画发展脉络，把握代表作品特征　历史并非仅仅把绘画留给我们，还在绘画中把人类的文化精神和理想启示留给了我们。创造了优秀绘画作品的艺术家已随着时间远去了，我们今天面对绘画作品，实际上是面对历史和艺术家思想感情的化石。对于作品尤其是古代绘画遗产，通常要放在它诞生的时代背景上加以品评，并且与前代的、同代的或后代的绘画加以比较，方能找到它在绘画发展史上的准确位置，理解"这一幅"作品所具有的艺术美的真谛。

3.培养艺术形式感觉　欣赏的实质不是表面的观看，而是感觉。面对画作，作品的整体面貌在瞬间便直逼眼帘。作品的艺术特征触动、撩拨、撞击、刺激着人的感官神经，形成审美的心理活动。与音乐欣赏必须在时间过程中经历欣赏过程不同，绘画欣赏是与面对作品全貌的瞬间同时进行的。欣赏者感觉的敏锐度与含量决定了欣赏层次，这就要求欣赏者也尽量像画家一样，具备对绘画形式语言的感受力。

4.尊重自我感受，尊重自己的直觉与联想　欣赏绘画是一种"见仁见智"、原无定法的创造性活动。由于欣赏主体的年龄、经历、修养与趣味各异，同样看一幅画，获得的感受结果自然也相异，这是正常的。欣赏绘画的动机，在于人们希冀通过艺术理解历史文化，也理解自身的意义。艺术品从艺术家笔下诞生之后，它就成了一种新的现实，每个人都可以从自己的角度欣赏它，它赋予每个人的感受也不同。因此，在掌握了一定的绘画知识和欣赏能力后，应充分尊重自己对绘画作品的直觉，在画作面前驰骋自己的联想与想象。联想是绘画欣赏中的一种高级思维，是欣赏者把自己的经历、知识与作品所表达的内涵相联系，进而认识、理解作品的过程。在欣赏过程中，从视知觉到心理联想，不仅依靠一定的文化修养，还依靠摆脱陈规与公式的拘束，敞开自己的视野。联想和想象是情感的双翼，借助它们，欣赏的层次便不断深化，达到心旷神怡的最佳审美境界。

三、设计美

设计美学是在现代设计理论和应用的基础上，结合美学与艺术研究的传统理论而发展起来的一门新兴学科。设计艺术的美与设计艺术的性质密切相关。从某种意义上来讲，设计艺术的性质决定了设计艺术美的性质。这种设计艺术美的由来，是因为我们站在美学的高度对设计艺术作品或艺术本身进行审美观察的必然结果。因此，我们可以称之为"设计美"。

设计艺术超越了纯艺术，但它又与艺术创作无法截然分开。艺术作品的设计、制作过程也是一个审美过程。它表达着设计者的审美理想和创意，也在潜移默化中改变着人们的审美趣味和生活趣味。在现代生活中，无论是错落有致的建筑物，还是造型别致的园林；无论是绚丽多姿的广告海报，还是别开生面的器皿产品，都会让我们的心中充满喜悦与兴奋，使我们关注的焦点不再是工艺、技术，而是怀着一种喜悦和放飞的心情去欣赏、去享受作品中渗透的思想与创意，并在体会使用与艺术完美结合的高超水平中，寻找那份属于我们的美好，去体会带给我们的精神愉悦。冰墩墩是2022年北京冬季奥运会的吉祥物。将熊猫形象与富有超能量的冰晶外壳相结合，头部外壳造型取自冰雪运动头盔，装饰彩色光环，整体形象酷似航天员（图6-21）。

（一）设计艺术的审美特征

人类是"按照美的规律来建造"的。设计是满足人的需要而从事的文化创造活动，体现着它独特的审美特征。这种审美特征扩展了传统的艺术规律性的内涵，体现着人类文化的魅力。

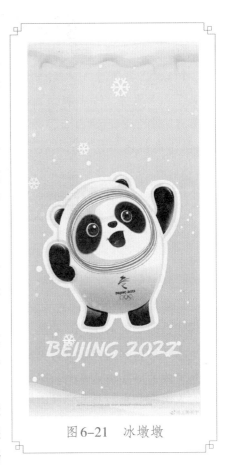

图6-21　冰墩墩

1.设计是一种艺术活动　设计（design）概念源于意大利文艺复兴时期的绘画，最初是指素描和绘画。瓦萨里将设计与创造喻为一切艺术的父亲和母亲。狭义地讲，设计是指合理控制和安排视觉元素，如线条、形体、色彩、质感、光线空间等，它包含着艺术的表达及所有类型的构造和结构安排；广义的设计是指艺术家头脑中创造性的思维。

中国古代文化中，艺术被列为"六艺"之一，是一种技艺活动。随着艺术的发展，西方出现了新的区分艺术的规则，德国哲学家康德在《判断力批判》中依照古希腊人的艺术观点，除了沿袭自由艺术和机械艺术分类观点之外，又将艺术分为设计艺术和实用艺术。自此，设计被正式列入艺术的"大家庭"中，设计与艺术一样，被人们视为一种创造活动，并且是一种有目的的创造活动。

2.设计是一种经济行为　设计的经济行为性是设计与其他纯造型艺术的重要区别。设计艺术是从实用—艺术—实用的演进中发展起来的。早期的设计不具有商品买卖性质，现在的设计是一种市场行为，也是一种商品艺术行为，带有明显的功利性。但是，设计者在设计中呈现的审美理念和视觉形象，不仅体现着艺术大众化和生活化的现代艺术趋势，也带给我们一种审美愉悦（图6-22）。

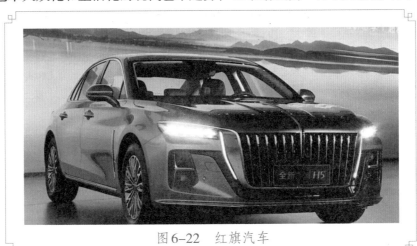

图6-22　红旗汽车

3.设计是一种科技活动　随着信息技术的高度发展，手工艺的设计日渐减少，电脑平面设计日益普及，现代设计成为一种高科技的创作活动。而新材料、新技术的不断出现，为设计带来更多可利用的新资源。现代设计既要考虑现代材料的性能和加工方法，又要针对高新技术材料，设计高质量的产品，并且要适合大批量的流水线生产工艺，更多地满足消费者的要求。因此，现代设计不仅体现出大众化、批量化和可操作性特征，而且在设计与技术同步发展中，使科学技术日益走入人们日常生活中（图6-23）。

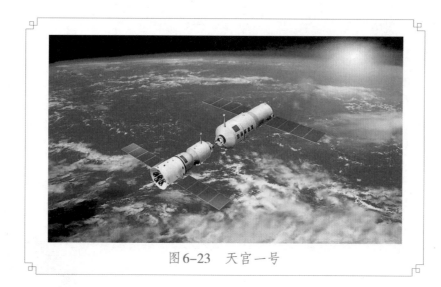

图6-23 天宫一号

（二）设计艺术美的特点

1.功能美 功能是设计艺术的本质特征。功能美是物的结构、材料、技术所表现的符合目的性和符合规律性的功能的统一。功能美所产生的多层次的审美感受，满足了人对功利与实用的双重需求。

人民大会堂是我国重要的政治地标建筑，主要由万人大礼堂、五千人宴会厅、全国人大常委会办公楼和中央大厅组成（图6-24）。其中，"水天一色、满天星斗"的万人大礼堂最常出现在人们的视野中，成为人民大会堂最具标志性的场景。它是设计的功能美、形式美和文化美的完美结合。

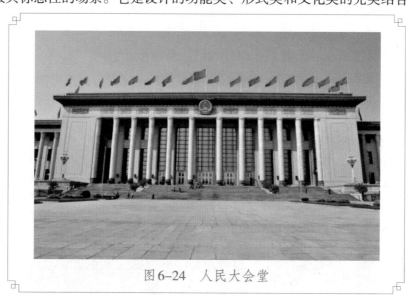

图6-24 人民大会堂

2.形式美 是功能美的抽象形态，是指构成物外形的物质材料的自然属性以及它们的组合规律所呈现出来的审美特性。产品的美固然体现在产品的功能上，但更多地体现在产品的外在的形式上。形式美也是设计美的一个重要的组成部分。

3.文化美 设计艺术以创造物质文化为表现形式，融合了智能文化、制度文化和观念文化的共同作用内容，构成了自身的文化美。

（三）设计是一种文化创造

设计是人类精神活动现象，是协调人与自然、人与人、人与社会关系的媒介。"文化"（culture），原指对土地的耕耘和植物的栽培，后来引申为对人的身体和精神的培养。英国人类学家席勒在《原始文化》一书中指出："文化是一个复合的整体，其中包括知识、信仰、艺术、道德和法律，以及作为社会成员而获得的任何其他能力和习惯。"中国近代思想家、教育家梁启超说："文化者，人类所能解释出来已有价值的艺业也。"俄罗斯人类学家马林诺夫斯基依据文化的功能，把文化现象分为4个部分。

1.物质文化　决定文化的水准和工作效率，人所创造的器具，构成了人工环境。

2.精神文化　人对于物的运用和占有以及对一切价值的欣赏，都是依靠人的精神能力。

3.语言　是精神文化的组成部分。

4.社会组织　是物质设备与人的习惯的复合体，始终是物质或精神的。

设计艺术不仅仅是一门艺术活动，它通过特定的语言表达审美创造的审美信息，也是在创造物质形式——生产和生活用品。精神价值包含在物质文化中，设计无疑是一种文化创造。

（四）设计艺术的分类与鉴赏

1.设计艺术的分类　设计艺术是一个技术与艺术融通的边缘学科。设计艺术充分利用现代科学技术条件和多学科的协作，更好地满足人们物质上、精神上对于艺术的需求，为人类提供适宜现代更美好的生活环境和生活方式。

（1）按设计所占据的空间状态分类　可以分为平面设计、立体设计、空间设计。

（2）按设计的目的分类　可以分为视觉传达设计、工业设计、环境艺术设计、现代传媒设计。

1）视觉传达设计　通过视觉符号来传递各种信息为目的的设计。文字、标志、插图是视觉传达设计的基本构成要素。视觉传达设计包括字体设计、标志设计、插图设计、编排设计、广告设计、包装设计、展示设计等。

2）工业设计　是指对工业产品的功能、结构、造型、色彩、表面肌理和装饰等方面进行综合性的设计，从而创造出符合审美和需要的产品。一件好的工业设计产品必须符合功能性、审美性、经济性3方面的要求。工业设计包括家具设计、服装设计、染织品设计、交通工具设计等。如新中式家具设计，特点有很多，线条简单流畅，空间感强，风格优雅平静，造型讲究对称，既显现质朴内涵又富有艺术气息；造型独特，颜色以深色为主，彰显生活品质；将现代与古典元素结合，注重装饰搭配（图6-25）。

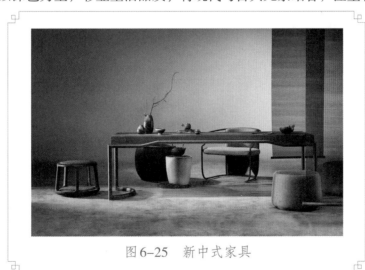

图6-25　新中式家具

3）环境艺术设计　是指对人类的生存空间进行设计，协调"人–建筑–环境"的关系。创造和谐统一，舒适宜人的活动空间，是环境设计的中心课题。环境艺术设计包括城市规划设计、建筑设计、室内外设计、公共艺术设计。如国家大剧院的设计，国家大剧院造型新颖、前卫、构思独特，是传统与现代、浪漫与现实的结合（图6-26）。大剧院庞大的椭圆外形在长安街上显得像个"天外来客"，与周遭环境的冲突让它显得十分抢眼。这座"城市中的剧院、剧院中的城市"以一颗献给新世纪超越想象的"湖中明珠"的奇异姿态出现。国家大剧院要表达的是内在的活力，是在外部宁静笼罩下的内部生机，一个简单的"蛋壳"里面孕育着生命，大剧院代表了一个时代的结束与另一个新的时代的开始。

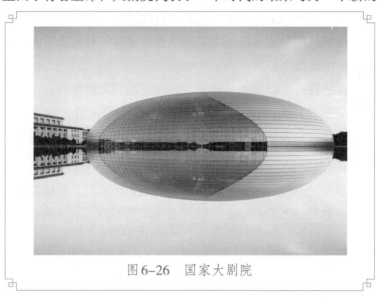

图6-26　国家大剧院

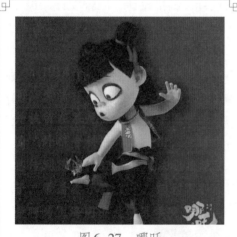

图6-27　哪吒

4）现代传媒设计　随着社会的发展，美术的内涵和外延也在发生着变化，借助摄影、摄像、电子计算机等工具材料，呈现出现代科技媒材发展特点的艺术表现形式。现代媒材设计包括电影动画设计、电视广告设计、网页设计、摄影等。如国产电影动画片《哪吒之魔童降世》中哪吒的人物设计（图6-27）。

2.设计艺术的鉴赏　鉴赏也就是感受、鉴识、理解和评判艺术的过程。人们在鉴赏中的思维活动和感情活动一般都是从具体设计作品的感受出发，实现感性阶段到理性阶段的认识飞跃。

（1）设计艺术鉴赏的主要表现

1）设计艺术是使人们物质生活和精神生活具有广泛与密切联系的一种艺术形式。

2）设计艺术与社会生产力有直接联系，它的发展标志着一定时期社会发展、科学技术进步和人们物质生活水平的提高。

3）设计艺术作品中，有些具有很高的艺术价值，它们融实用性与观赏性于一体，具有物质与精神双重属性。

（2）艺术鉴赏与设计艺术鉴赏的区别

1）艺术鉴赏是一种纯粹的审美活动，较多涉及艺术家个人风格的表达，而设计艺术鉴赏则是实用性与审美性的统一。

2）设计艺术强调作品的时尚性，而艺术不为时尚而表达。

3）经典艺术作品是永恒的，而设计艺术随着时代不断变化和发展。

（3）中西设计艺术鉴赏的差异

1）民族文化内涵的差异性　中国哲学讲究"天人合一"；西方哲学讲究"主客二分"。

2）表现方法和实践手段的差异性　中国艺术是传神的，重写意；西方艺术是重写实等（图6-28，图6-29）。

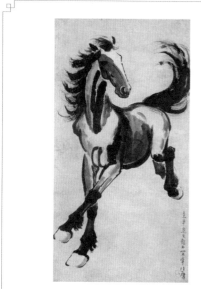

图6-28　《奔马》

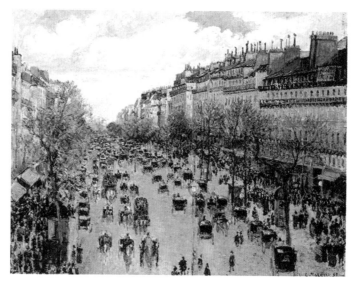

图6-29　写实油画

3.优秀设计赏析

（1）学习办公类设计　简洁大方的设计，给办公带来一丝轻松感。外形美观大方，结构流畅，紧紧地贴合人体曲线，给人一种水到渠成的感觉（图6-30）。

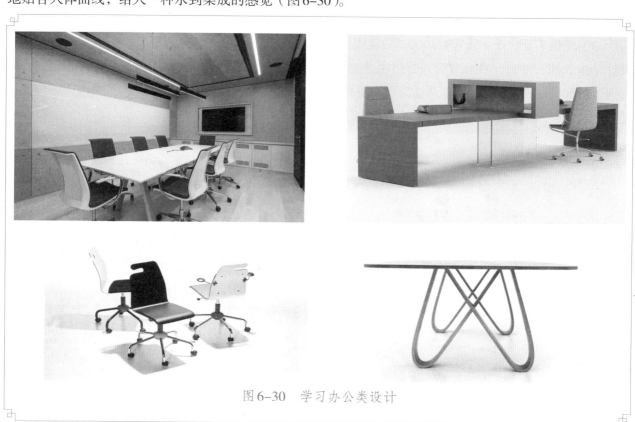

图6-30　学习办公类设计

（2）现代家居设计　设计来源于生活，生活需要设计，优秀的设计作品必然关乎人们的感受，与人们的生活息息相关，我们在学习和观看的时候要站在不同的角度和方向去赏析，发挥我们的想象力与创造力去观察和发现生活中的美（图6-31）！

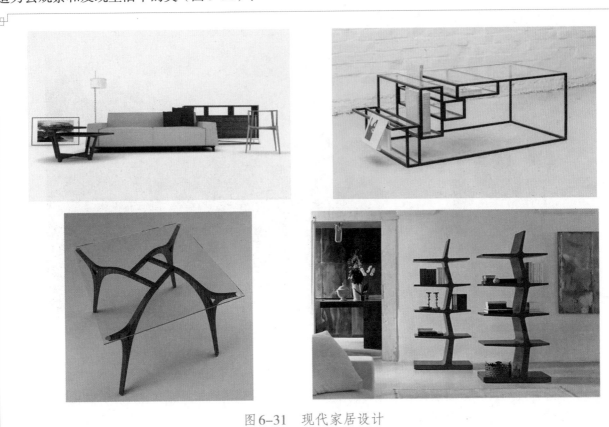

图6-31　现代家居设计

（3）现代工业设计　通常被称为"功能主义设计"，又称为"技术美"，或"机器艺术"。现代工业设计是指20世纪中叶，在西方建筑界居主导地位的一种建筑思想。这种设计的代表人物主张：设计师要摆脱传统设计的束缚，大胆创造适应于工业化社会的条件，要求以人为本。因此，具有鲜明的理性主义和个人色彩，又称为现代工业设计（图6-32）。

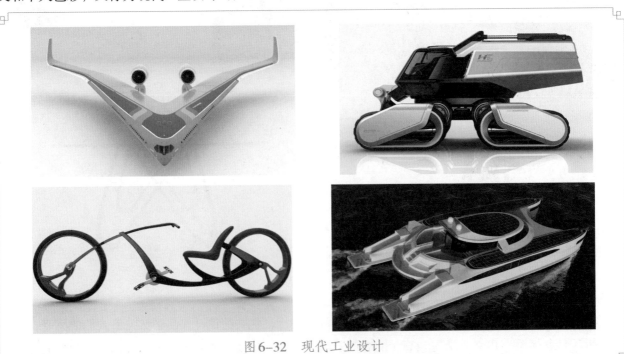

图6-32　现代工业设计

（五）医学美学设计

1.医学美学设计的概念　所谓医学美学设计，指审美主体根据对审美客体的审美诊断及主客体双方沟通后达成的美学需求，依据美学与医学技术群相结合的规律，以达到将美容技术群最优化地应用在美容临床中的一种具有艺术性和个性的设计。医学美学设计包括医学设计和美学设计，并将两者有效地融为一体。

医学美学设计是在美容施术之前进行的技术方法的应用、分析与设计。目的是达到更优化的美学效果，更好地实现求美者的美容愿望。所以，医学美学设计是医学人体美学与美容医学临床相结合的重要环节。好的设计，是将美的标准与医学技术的基本原理交汇在一起。我们既不能离开美学标准而肆意展示医学技能，也不能离开医学原理而随意放任美学设想。

2.医学美学设计的主要研究内容

（1）研究人体各部位的美容技术群，这些技术都不是单一的手术或治疗方法，而是与之有关的现有的技术方法的总称。

（2）研究各美容技术实施后会带来的美学变化，及其可能出现的医学并发症及美学并发症。

（3）明确求美者术前审美诊断，这一诊断包括其所有亚单位的综合诊断。

（4）结合审美诊断与术前的沟通，为求美者设计一套客观可行的、最优化的治疗或施术方案。

3.医学标志的来历　世界上的医学标志有两大系统：一种是双蛇杖，上头立着双翼作为主题；另一种则是以单蛇杖作为主题。双蛇双翼之杖源自古希腊神话中的神使赫尔墨斯（Hermes）的魔杖，代表着商业。而单蛇之杖则为古希腊神话中之医神阿斯克勒庇俄斯（Asclepius）的主要表征。

传统上的看法均认为单蛇杖才是正统的医学标志。世界卫生组织会徽是由1948年第一届世界卫生大会选定的，该会徽由一条蛇盘绕的权杖所覆盖的联合国标志组成。

为什么医学要使用"蛇杖"作为标志呢？

我们先来说说"蛇"，几千年之前，人类就知道了毒蛇的药用价值，并有目的地收集毒蛇，提炼成药，用于治病救人。蛇蜕皮向来被认为是恢复和更新的过程。蛇蜕皮也作为一种标志，象征着医疗工作的双重属性，即生与死、疾病与健康的结合。

在古代，人们就发现源自蛇尸体的提取物具有药用价值，但也知道，蛇毒进入血液可能是致命的，蛇毒在某些特定的情况下才是一种治疗手段。因此，蛇还代表着古希腊关于药物难以界定和矛盾的属性，既能带来帮助，也能带来伤害。反映在药品定义上，就是无法区分"药""医药""毒药"的定义。

古希腊神话传说中的医疗之神——阿斯克勒庇俄斯，他的名字正是取自拯救治愈和延迟死亡所带来的枯萎。人们给了他一条蛇作为属性。

从医学中获益的经历与一条蛇自身的变化非常类似，都好像是在疾病和年老后，随着蜕皮再次变得年轻；蛇也代表了专注，这正是医学治疗的需要。古罗马画家、艺术家的作品中，几乎都有描绘健康之神手拿杯子喂蛇的场面。无论在实际生活中，还是在艺术创作中，蛇与医药都结下了不解之缘。所以，从中世纪开始，欧洲各国的药店就开始出现这种标志。蛇象征着具有救护人类的能力，高脚杯则代表人类收集蛇毒的工具。

"蛇杖"是为纪念阿斯克勒庇俄斯这位伟大的神医。为了丰富自己的医术，他经常不畏艰难险阻，采食植物，冒着生命危险，辨尝各类药物，总结各类治疗疾病的经验。在他的刻苦努力下，医术取得了非凡的成就。经过阿斯克勒庇俄斯的精心救治，一些濒临死亡的患者重新找回了自己的生命。精深的医术再加上高尚的医德，使得他受到了人们的敬仰与膜拜（图6-33）。

相传有一条毒蛇悄悄地爬到了他经常使用的手杖上面，他发觉以后，便杀死了这条蛇。而过了一会儿，他却发现又有一条毒蛇口里衔着一棵草，爬到了那条他刚刚杀死的蛇旁边，并用口里衔着的那颗草敷在死蛇身上，那死蛇竟从蛇皮里爬出来复活了。

在这件事情的启发下，阿斯科勒庇俄斯立刻有所醒悟：蛇具有一种神秘的疗伤能力，它熟知一些草木的属性，知道草木所具有的药性。于是他捡起这条蛇，从此以后无论行医、采药，甚至休息时，都要把它缠在自己的身上或手杖上，形影不离，把它当作能起死回生的灵物。渐渐地，这根盘绕着一条蛇的手杖开始被人们神化，成为医神的标志，也成了从医者职业的标志（图6-34）。

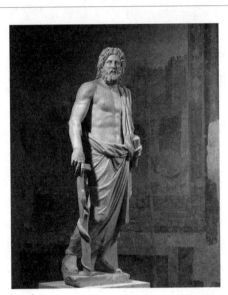

图6-33 《阿斯克勒庇俄斯》雕像

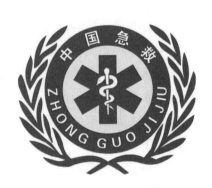

图6-34 中国急救标志

第三节 摄影艺术美

摄影是一门很年轻的艺术，它的产生有赖于近代科学技术。1839年发明摄影术后，直到19世纪末，出现了肖像摄影、模仿绘画的绘画派摄影、记录社会生活和重大事件的纪实摄影，摄影艺术逐渐走向成熟。现代科学技术的迅猛发展，极大地提高了摄影的表现能力，也促进了摄影活动的普及。摄影艺术已经成为最大众化的艺术门类之一。

随着人们对精神文化生活越来越高的要求，摄影已经不单单是一种简单的活动，而是逐渐成为一门具有创造性与艺术性的美学艺术。现代社会中，人们往往会通过摄影艺术表达或者宣泄内心的情感和认知，并且以独特的审美视角以及利用美学原理去发现和创造摄影美，对摄影意识的美学视角有着独特的诠释。

一、摄影艺术的美学特征

摄影艺术同其他的艺术门类一样，具有传统的美学特性，但是又有着区别于其他艺术门类的特殊的美学特征，相对而言，摄影艺术还包含视觉造型艺术的美学范畴。

1.摄影艺术的纪实性 是其主要的特征之一。摄影艺术纪实性就像是历史的一面镜子，记录着现实生活中的方方面面，我们在日常生活中接触到的大部分摄影作品都属于纪实性范畴。很多人认为纪实性的摄影仅仅是对现实生活的具象反映，并没有任何的美学价值可言，认为美学是一种看不见、摸不到、虚无缥缈的东西。但事实上，美是一种可视的具体的形象，摄影师对现实生活的记录是通过将自身的美学素养以及艺术审美情感融入摄影作品当中，在尊重客观事实的基础上进行的。2007年的普利策特写摄影获得者雷内·拜尔，拍摄记录了一组单身母亲饱受病魔折磨的儿子的照片，真实地记录了单身母亲帮助儿子抗击病魔的点点滴滴，每一张照片都让人心生怜爱和感动，感叹母爱的伟大，怜惜幼小生命的逝去，让每一位欣赏者都在心灵上得到启迪，这也正是纪实性摄影作品的美学艺术价值所在。

2.摄影技术具有图像性 摄影艺术具有纪实性，而这种纪实性是通过摄影图像方式表达的，图像纪实是一种特殊的视觉语言，这种视觉语言超越时间和空间的限制。摄影艺术的图像性能给人以视觉上的冲击，一幅好的摄影作品，除了摄影师借助现代化的摄影设备和完美的构图，以及新颖的创作视角之外，给人带来的视觉上的冲击力也会使得摄影作品更加生动形象。

二、摄影艺术的类型

摄影艺术的类型，一般按题材来划分，分为新闻摄影、风光摄影、人像摄影、体育摄影、舞台摄影、花卉摄影、生活摄影和广告摄影等；同时也按体裁划分，分为独幅照片、成组照片、连续照片和剪辑照片等。

1.新闻摄影 是最重要的类型。它以及时地反映和报道现实生活中的重要事件为基本任务，以确切的、直观的形象呈现在人们眼前，具有强大的说服力和感染力；而且以图像突破文字的障碍，成为世界性的语言，在社会生活中发挥着重大作用。好的新闻摄影作品具有深刻的思想、典型的形象和充沛的情感，而且由于它记录和揭示了生活中的重要事件，不仅有现实意义，同时也有长远价值。

2.生活摄影 以人们的日常生活为题材，广泛深入地反映了人们的生存状态、精神面貌、风俗习惯、趣味和情操等，具有很高的欣赏价值和认识价值，也对不同地域之间思想文化沟通交流发挥了重要作用；这类作品还具有社会学和民俗学的意义（图6-35）。

3.风光摄影 主要题材是自然景物、城乡风貌、名胜古迹等，注重内容与形式的美，令人赏心悦目，起着愉悦心灵、陶冶情操、开阔眼界、美化生活的作用。中国风光摄影受传统美学的影响，特别讲究意境的营造，追求"画外之意"，令人反复品味和联想（图6-36）。

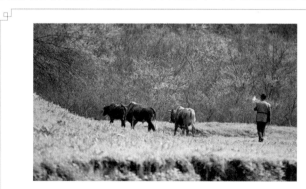 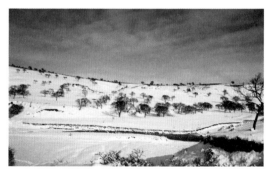

图6-35 生活摄影　　　　　图6-36 塞罕坝雪景

4.人像摄影 以人为对象，主要是拍摄肖像，重点是面部。人像摄影与群众关系密切，市场广大，在商业摄影中占有较大份额。人像摄影要重视对被摄的人的观察，把握人的性格气质和外貌的特点，然后选取最能体现这些特点的表情、姿态和角度进行拍摄；并且要重视光、影和色调的运用，力求达到既真实又美化的效果。

5.体育摄影　需要高度的抓拍技巧，摄取人们在运动过程中清晰的、具有表现力的形象。体育摄影不仅表现高水平的竞技体育，也反映群众性的体育活动。作品通常体现出奋发进取的精神和对人体能、毅力和技能的赞美，起着宣传和推广体育运动的作用，许多还具有新闻价值（图6-37）。

6.舞台摄影　专以艺术表演为拍摄对象，一般采用抓拍的方式，有时也请演员做出规定情境中的某种姿势进行摆拍。舞台摄影的主要功夫，表现为以高质量的照片纪录下表演进程中最传神的瞬间。除了集中反映舞台形象的美之外，更重于追求摄影艺术的独立价值，力图创造摄影本身的更高的美（图6-38）。

7.花卉摄影　特别讲究技巧，重在表现美。有时也突出象征意义和寓以一定的思想内涵（图6-39）。

8.广告摄影　是推销商品的一种手段，在市场经济条件下得到日益广泛的使用。摄影便于把商品以及有关的事物直观地、真实地呈现出来，容易产生较好的宣传效果。这种摄影要求很高的清晰度，并且突出商品的优点和质感（图6-40）。

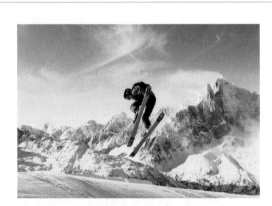

图6-37　运动

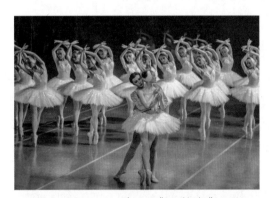

图6-38　舞蹈《天鹅湖》

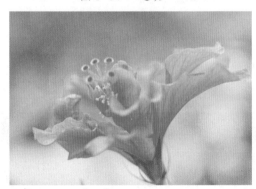

图6-39　花卉

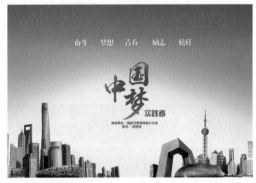

图6-40　广告《中国梦》

第四节　文字辞章美

在世界各国的文字中，历经几千年还能传播下来，并发展成艺术形态的，只有汉字了。根本原因在于它是形、音、义统一的，以象形字为基础的文字符号，或者说表意符号。中国的书法艺术开始于汉字的产生阶段，"声不能传于异地，留于异时，于是乎文字生。文字者，所以为意与声之迹。"因此，产生了文字。

中国书法艺术是汉字的艺术造型。中国书法艺术是土生土长、地地道道的民族传统艺术。有人说它是和绘画相通的，因为"书画同源"；有人说它和建筑相通，因为都要强调平衡和稳定；也有人说它和舞蹈相通，因为一个个字就像舞蹈家的舞姿那么优美；还有人说它具有诗美，因为它像诗歌一样很能够启发人的联想和想象；也有人说它具有音乐美，因为它和音乐一样，具有内在的节奏和韵律。如果用一句话来概括就可以这么说：中国书法艺术就是汉字的艺术造型（图6-41）。

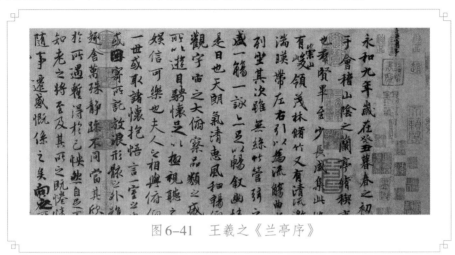

图6-41 王羲之《兰亭序》

一、文字美

（一）汉字与书法

我们的汉字，从图画、符号到创造、定型，由古文大篆到小篆，由篆到隶、楷、行、草，各种形体逐渐形成。在书写应用汉字的过程中，逐渐产生了世界各民族文字中独一的、可以独立门类的书法艺术。中国人从来就是把文字当作艺术品来看待的。下面我们来谈谈汉字的艺术审美特征。

1.汉字是目前世界上唯一尚存的表意文字 汉字最早的形态是象形字，是通过对客观世界的俯仰关照构建而成的象征符号系统。汉字的这种独特构型不仅为书法艺术提供了绝好的造型基础，同时更给后世书法家一份性灵上的启示，那就是将此造字法作为艺术法则，挥洒被汉字凝固的自然空间，咀嚼自在昂扬的生命精神。

2.汉字排列起来有一种协调的美感 经常使用文字我们不难发现，有些文章虽然篇幅很长，内容颇多，但是我们阅读后并不感觉烦琐，也感觉不到不和谐，这是什么原因呢？就是因为汉字的搭配比较和谐，产生了协调美，有些字本身就能给人的视觉带来协调感，比如"口""田""十"等字，这些文字工整对称，给人强烈的平衡感。这些表现其实就是文字的协调美。

3.汉字排列的格局美 汉字在单个字构造时就能显示它的格局美，就像我们经常用到的汉字"家"，它由"宀"和"豕"上下两部分构成，"宀"是房屋，人类早期，房屋的产生是为了祭祀或者家族聚会，"豕"是野猪，俗话说"一猪二熊三老虎"，由此可见，野猪对人类的危害之大，用野猪来祭祀，是很郑重的仪式，这两部分有机结合，构成了"家"这个字，汉字的格局美，由此可见一斑。

4.汉字构成的空间美 汉字不仅协调美，更具格局美。在汉字的空间构成上也有很多说法，汉字有时候会用两个字叠加到一起表达一种全新的含义，比如"歪"，上边部分表示否定，下面部分毫无疑问是褒义词，表示板正、规矩等含义，然而两个字叠加到一起，就变成了"歪"，和"正"意思相反，这多么有意思。再有就是汉字"卡"，上边是上，下边是下，卡到中间，上不去也下不来，简单的构造，蕴含生活的智慧和哲学，同时充斥着汉字间的空间美。

5.汉字构成的动态美　有些文字看起来很普通，但有些文字是象形字，它的意思和形状有很大的关联性，比如"水"和"川"可以透过文字联想到水流的湍急与渠道，形象地表现出了河流的灵动性，这就很好地以静态的文字显现出了动态美。再比如"田"，农民所种植的农田以平原作物为主，一个"田"字，形象地反映出了农田灌溉时的动态，一块农田用方方正正的沟渠隔开，展示了欣欣向荣的农田景象，进而想到收获季节粮食的大丰收。这些都是经过笔画搭配展现丰富含义的汉字，简简单单地将汉字的动态美勾勒了出来。

6.文字排版的艺术美　汉字几千年的发展，是一代代人不断改进的结晶，通过研究文字的发展历史我们可以看出，文字是不断改变的，尤其是汉字，甚至某种程度上说文字的改变，象征着中国文明的前进脚步。通过上下五千年的不断改变，文字中不规则、不美观的东西越来越少，规矩的元素慢慢占据主要地位，多数汉字呈现横平竖直的状态，这都是一代代文人墨客不满当时汉字形状，不断改进，最后取得的成果，这就是汉字的艺术美。

（二）五大书体样式及特点

中国书法作为一门古老的艺术，凭借线条和形体结构来表现人的某种气质、品格、情操。它是中华民族审美经验的几种表现，不仅具有悠久的历史，形成了各种书体、流派并涌现出许多独具风格的书法家，而且在发展中吸收了姊妹艺术（如绘画、雕塑、音乐、舞蹈等）的经验，丰富了自身的表现力，因而具有无穷的韵味和独特的情趣以及重要的审美价值。

中国的书法艺术在历史演进中逐渐形成了篆书、隶书、草书、行书、楷书五大书体样式，这些样式是书法的基本程式。每种书体都有自己的特色。

1.篆书　是大篆、小篆的统称。笔法瘦劲挺拔，直线较多。起笔有方笔、圆笔，也有尖笔，收笔"悬针"较多。大篆指金文、籀文、六国文字，它们保存着古代象形文字的明显特点。小篆也称"秦篆"，是秦国的通用文字，大篆的简化字体，其特点是形体字体宽扁，左右舒展，平衡对称，整齐均匀（图6-42）。

2.隶书　是从篆书发展而来的，隶书是篆书的化繁为简，化圆为方，化弧为直。其结构特点是字形扁方左右分展、起笔蚕头收笔燕尾、化圆为方化弧为直、变画为点变连为断、强化提按粗细变化（图6-43）。

3.草书　形成于汉代，是为了书写简便在隶书基础上演变出来的。特点是结构简省、笔画连绵（图6-44）。

4.行书　是介于楷书与草书之间的一种字体，是为了弥补楷书的书写速度太慢和草书的难于辨认而产生的。特点是既工整清晰，又飞洒活泼（图6-45）。

5.楷书　也叫正楷、真书、正书。由隶书逐渐演变而来，更趋简化，横平竖直。字体方正，规矩严整（图6-46）。

（三）汉字与书法的特点

汉字书法既是中国文化中普及程度很高的一种文化样式，也是一种表达思想和情感的方式。汉字书法的国学性是第一位的，艺术性是第二位的。汉字书法的性质决定了它的特点。

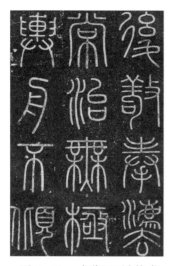
图6-42 李斯石刻篆书

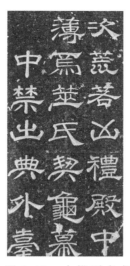
图6-43 史惟则隶书

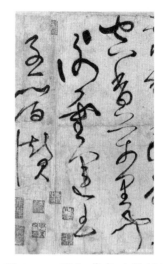
图6-44 张旭草书（局部）

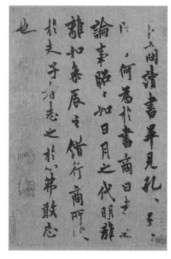
图6-45 欧阳询行书（局部）

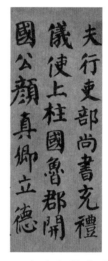
图6-46 颜真卿楷书（局部）

1.普及性 汉字书法是普及性很强的一种中国文化样式。从公共场所到居民家庭，小到一件器物，大到一个景点，随处可见汉字书法的踪迹。书法与题记、楹联的结合使其普及性更强。

2.情感性 书法是书者心灵与情感的表现，书法作品浸透着书法家的思想感情，是一种表情的艺术。好的书法作品必定融入了书家的内心感受，或喜悦，或悲愤，或感奋，或沉思……

岳飞在书诸葛亮的《出师表》时，开始起笔尚心平气和，字体端庄、平稳，然而写着写着，往事涌上心头，胸中充满悲愤之情，于是笔随情动，字体始呈翻腾跳跃、左冲右突之势（图6-47）。

3.思想性 汉字书法是一种思想载体。一幅真正好的书法作品首先是有好的思想内容，或引人求真，或教人向善，或给人以警示，或激励人的精神等。

于右任先生的行书联："论古不外才识学，博物能通天地人。"此联旨在叫人博物致知、广学多识和增长才干，具有很强的思想性。

4.文化性 作为中国文化的基本样式，真正好的书法作品都具有很强的文化性，能够对欣赏者产生积极的文化影响，或使人的思想得到涵养，或使人的性情得到优化，或使人的道德得到完善，或使人的精神得到鼓舞等。

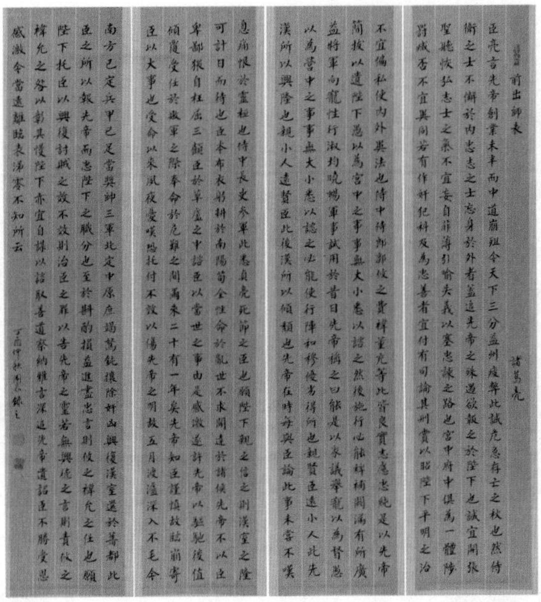

图 6-47 《出师表》

这幅清代蒋祥墀的行书作品，用笔谦恭，结字规整，墨色温润，整幅字给人以安静平和的印象。这样的作品看多了，人的心性就会变得平和，做人就会谦和平易。

（四）书法欣赏的要点

书法欣赏同其他艺术欣赏一致，需要遵循人类认识活动的一般规律。由于书法艺术的特殊性，又使书法欣赏在方法上表现出独特性。一般地说，我们可以从以下几个方面进行。

1. **从整体到局部，再由局部到整体**　书法欣赏时，应首先统观全局，对其表现手法和艺术风格有一个大概的印象。进而注意用笔、结字、章法、墨韵等是否法意兼备、生动活泼。局部欣赏完毕后，再退立远处统观全局，校正首次观赏获得的"大概印象"，重新从理性的高度予以把握。注意艺术表现手法与艺术风格是否协调一致，作品何处精彩、何处尚有不足，从宏观和微观角度充分地进行赏析。

2. **把静止的形象还原为运动的过程，展开联想**　书法作品作为创作结果是相对静止不动的。欣赏时应随作者的创作过程，采用"移动视线"的方法，依作品的前后（语言、时间）顺序，想象作者创作过程中用笔的节奏、力度以及作者感情的不同变化，将静止的形象还原为运动的过程。也就是临摹作者的创作过程，正确把握作者的创作意图、情感变化等。

3. **从书法形象到具体形象，展开联想，正确领会作品意境**　在书法欣赏过程中，应充分展开联想，将书法形象与现实生活中相类似的事物进行比较，使书法形象具体化。再由与书法形象相类似事物的审美特征，进一步联想到作品的审美价值，从而领会作品意境。如欣赏颜真卿楷书，可将其书法形象与"荆卿按剑，樊哙拥盾，金刚炫目，力士挥拳"等具体形象类比联想，从而可以总结出体格强健、有阳刚之气、富于英雄本色、庄严不可侵犯的特征，由此联想到颜真卿楷书端庄雄伟的艺术风格。

4. **了解作品创作背景，正确把握作品的情调**　任何一件书法作品都是某种文化、历史的积淀，都是特定历史文化背景下的产物。因而，了解作品的创作背景（包括创作环境），弄清作品中所蕴含的独特的文化气息和作者的人格修养、审美情趣、创作心境、创作目的等，对于正确领会作者的创作意图，正确把握作品的情调大有裨益。清王澍《虚舟题跋·唐颜真卿告豪州伯父稿》云："《祭季明稿》心肝抽裂，不自堪忍，故其书顿挫郁屈，不可控勒。此《告伯文》心气和平，故客夷婉畅，无复《祭侄》奇崛之气。所谓涉乐方笑，言哀已叹。情事不同，书法亦随而异，应感之理也。"（图6-48）可见，不论是作者的人格修养、创作心境，还是创作环境，都对作品情调有相当的影响。加之书法作品受特定时代的书风和审美风尚的影响，更使书法作品折射出多元的文化气息。这无疑增加了书法欣赏的难度，同时更使书法欣赏妙趣横生。

总之，书法欣赏过程中受个性心理的影响，使欣赏的方法没有一个固定的模式。以上所述仅是书法欣赏的一种方法，欣赏过程中可以将几种方法交替使用。另外，欣赏过程中还必须综合运用各种书法技能、技巧和书法理论知识，极大限度地挖掘自己的审美评价能力，尽力按作者的创作意图体味作品的意境。努力做到赏中有评、评中有赏，并将作品放在特定的历史环境中去考察，对作品做出正确的欣赏和公正、客观的评价。当然，掌握了正确的欣赏方法以后，多进行欣赏，是提高欣赏能力的重要途径，扬雄谓，"能观千剑，而后能剑；能读千赋，而后能赋"，说的正是这个意思。

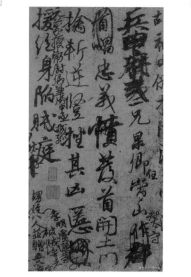

图6-48　清王澍《虚舟题跋·唐颜真卿告豪州伯父稿》（局部）

二、辞章美

（一）汉语之美

1.汉语的形式美　主要表现在整齐上，就是语句整体匀称所体现出来的美。汉语常见的修辞方法中对偶和排比就是汉语整齐的具体表现形式。

（1）对偶　俗称对对子，诗歌中称为对仗。是用结构相同、字数相等、平仄相对的语句表达相似或相反意思的修辞手法。对偶有3种类型，分别是正对、反对、串对。

1）正对　是指从两个角度说明同一件事或物，上下句意思相近、相似，例如杜甫《绝句》中"两个黄鹂鸣翠柳，一行白鹭上青天"。

2）反对　是指上下句意思相反，有对立的关系，例如刘希夷《代悲白头翁》中"年年岁岁花相似，岁岁年年人不同"。

3）串对　也称为流水对，是指上下句一般有连贯、条件、因果或转折等关系，例如王昌龄《芙蓉楼送辛渐》中"洛阳亲友如相问，一片冰心在玉壶"。

对偶读起来朗朗上口，听起来铿锵悦耳，看起来整齐醒目。

（2）排比　是把结构相同、相似、语气一致的词语或句子排列成串的一种修辞手法，利用相近的结构、语气、意义的词组、语句、段落增强语势，强调内容。排比的类型有很多，常用的几类如下。

1）短语排比　如"天是那么威严、山是那么雄伟、水是那么深邃"，描绘出天、山、水的特色。

2）句子排比　如"山朗润起来了，水涨起来了，太阳的脸红起来了"，抓住了春山、春水、春日的特点，勾画出春景的轮廓。

3）段落排比　如"春天像刚落地的娃娃，从头到脚都是新的，它生长着""春天像小姑娘，花枝招展的，笑着，走着""春天像健壮的青年，有铁一般的胳膊和腰脚，领着我们上前去"。从春天的"新""美""力"3个方面形象地表现了春天的成长过程，给人以信心和力量。

恰当地运用排比可以增强文章表达的效果。

总之，汉语通过运用对偶和排比的修辞手法，体现了整齐而不呆板，匀称而不凌乱的特点，逐渐构成汉语的形式美。

2.汉语的声调美　汉语语音中是有声调的变化的，声调也称为字调。通常叫四声，分别是阴平（一声）、阳平（二声）、上声（三声）、去声（四声），汉语中还存在着轻声，轻声没有声调。四声是由南朝齐梁的沈约等人发现的，在古代汉语中将四声分别称为平声、上声、去声、入声。在诗词中将字的声调又分为平和仄。平指的是平直，是古代汉语中四声中的平声；仄指的是曲折，是古代汉语中上、去、入3种声调的统称。《玉钥匙歌诀》中写道："平声平道莫低昂，上声高呼猛烈强，去声分明哀远道，入声短促急收藏。"说明汉字可以分为两类，即平和仄，一平一仄即一阴一阳，平仄交替，阴阳方出。

（二）文学的体裁

文学的分类有"三分法"和"四分法"。"三分法"可以分为叙事类、抒情类、戏剧类3类；"四分法"可以分为诗歌、小说、散文、戏剧4类。

"三分法"主要是以塑造形象、反映生活方式的方法来分类，有相当的概括力，但是又会把有明显共同特征的文学体裁分割，如抒情诗与叙事诗、抒情散文与叙事散文等。

"四分法"更注重体制、样式的差别，适应了我国文学发展的需要，有助于人们对文学特征的把握。在本书中，我们来介绍"四分法"。

1.诗歌　是人类社会最早出现的一种文学样式，使用高度凝练的语言，形象地反映社会生活、生动地表达作者的情感且具有一定节奏和韵律的文学体裁。诗歌追求的是用最少的词表达最丰富的意义，语言凝练形象性强，具有鲜明的节奏、富于音乐的美，重视结构形式的美。诗歌的表现手法有很多，传统的表现手法常使用"赋、比、兴"，现代的诗歌常使用"比拟、夸张、借代"3种表现形式。

诗歌可以分为古诗和新诗，其中古诗按音律可以分为古体诗和近体诗；按内容可以分为田园诗、叙事诗、送别诗、咏物诗、抒情诗、怀古诗等。古体诗的诗歌形式有楚辞体如《离骚》和乐府如《长歌行》；近体诗有绝句如《绝句》、律诗如《钱塘湖春行》、词如《水调歌头 明月几时有》和曲如《天净沙》。新诗按作品内容可以分为叙事诗、抒情诗；按作品语言音乐格律和结构形式可以分为格律诗、自由诗、散文诗和韵脚诗。

2.小说　主要是以刻画人物形象为中心，是通过塑造故事情节、描写环境来表现社会生活的一种叙事性文学体裁。小说一般包括人物形象、故事情节、环境描写3个要素，其中情节包括开端、发展、高潮和结局4个部分。小说根据语言形式可分为文言小说和白话小说；小说根据篇幅的长短可以分为长篇小说、短篇小说、中篇小说、微型小说；根据表现的内容可分为武侠、科幻、神话、悬疑等；根据体制可分为章回体小说、自传体小说、日记体小说、书信体小说。中国古典文学四大名著《三国演义》《红楼梦》《西游记》《水浒传》的体裁就是章回体小说。

3.戏剧　是一种以剧本为基础，以演员为中心，以表演为载体，以观众为对象的综合舞台表演艺术形式。文学中的戏剧指戏剧舞台演出所用的剧本，剧本的产生除了用于表演，也可以用于阅读欣赏，这样就形成了新的体裁——戏剧文学。戏剧文学的主要特征是具有场景性、逼真性、冲突性和动作性。根据戏剧冲突可以分为悲剧、喜剧和正剧，根据艺术形式的不同可以分为话剧、诗剧和歌剧。

4.散文　是一种写作方式灵活、可以抒发作者真情实感且没有严格韵律和篇幅限制的文学体裁。散文一般可以分为3类：叙事散文、抒情散文、哲理散文。

（1）叙事散文　主要以叙事为主，可偏重记事或记人，侧重在叙述人物和事件的发展变化中揭露事物的本质，表达作者的感情。

（2）抒情散文　主要表现作者的思想情感，通常以描写景物为主，借景抒情、寓情于景。

（3）哲理散文　主要是通过种种形象来参悟生命的真理，揭露事物的本质。

散文虽然写法多样、结构自由，但是贯穿全文的线索集中；语言生动活泼、情真意切，注重表现作者的生活感受，使读者领会更深的道理。

（三）文学的特征

1.形象性　文学形象是文学作品中用文学言语构成的具体的形象或情景，文学作品中人物形象，如猪八戒、喜儿、鲁智深、王熙凤等；环境形象，如皓月当空、赤日炎炎、草长莺飞、风花雪月等；故事情节形象，如桃园三结义、林冲棒打洪教头、孙悟空大闹天宫等，文学正是通过生动鲜明的形象，将千姿百态的事物展示给读者。

2.情感性　文学表达情感，并以此激发读者的共鸣，从而促进社会情感交流。作者用故事通过生动的文字叙述出来，不仅仅是作者生活经验的积累，更重要的是故事本身包含一定的情感效应：使读者欣喜愉悦、使读者愤慨愤怒、使读者伤心忧愁等，只有引起读者的回应，才能更好地完成文学的活动过程，没有情感的文学是没有生命的文学。

3.虚拟性　文学来源于现实和生活，但不完全是现实和生活，更存在着脱离现实和生活的虚拟性。作者以非写实的手法创作虚拟的情景如神话、科幻等，虚拟性是建立在真实性之上，而真实性则是虚拟性的基础，文学常需要表达对世界、社会、人生的看法，需要透过表面现象来审视，文学虚拟性的表达更有助于表达作者的情思，揭示哲理。

4.暗示性　当文学言语自身无法表达全部内容时，只能通过一些形象和修辞手法来表达，语言越不精确，暗示性就越大，含量就越大。如"枯藤老树昏鸦，小桥流水人家，古道西风瘦马。夕阳西下，断肠人在天涯。"寥寥数语，却将天涯沦落人在深秋黄昏时刻的孤独、沮丧、落魄和思念故乡的愁苦心情刻画得淋漓尽致，让人读起来如临其境。

（四）文学欣赏的要点

1.文学语言　我们在欣赏文学作品的时候首先要了解文学语言的词句特点、修辞手法、语言风格和语体的角度。语言是描摹事物，表达思想情感最基本的手段，抓住文学作品语言的关键词句，就可以鉴赏文学作品所表现的力量。

2.文学形象　欣赏文学作品的形象主要分为两个方面：①作品中人物的形象、环境的形象等，通过对文学形象地描写了解作者所要阐述的表象内容；②对人物性格的分析，了解作者埋下的伏笔及所阐述的内涵内容。

3.表达技巧　对文学作品中恰当地运用表达技巧，如表现的手法（联想、对比、象征、烘托等）、表达方式（叙事、描写、议论、说明等）、修辞方法（比喻、夸张、排比、反复等），会深刻体会事物的特征及人物要表达的思想感情。

4.文学结构　对文学作品的构思要看结构的设计，如开头、结尾、过度、铺垫、伏笔等，运用什么顺序构思全文，用什么技巧突出中心，如何表达主题效果等。

文学欣赏还要依靠读者的文化储备、文化视野、情感反应，通过感知、体味、领悟等阶段最终获得审美愉悦和精神满足。

第五节 视听美

一、音乐美

音乐是人们通过声波振动而存在，通过时间而展现，通过人们的听觉器官而引起的情感反应的艺术门类。音乐是人类社会历史上产生的最早艺术门类之一，在众多艺术门类中，音乐是最容易被人们所接受的艺术。

（一）音乐艺术的特点

1.模仿性　音乐是以声音的特性来模仿所表现的对象。如在《百鸟朝凤》中，用唢呐模仿百鸟的鸣叫；在《梁山伯与祝英台》中，用小提琴的音色模仿祝英台，用大提琴的音色模仿梁山伯；在《赛马》中，用二胡模仿马叫的声音；在《放驴》中，用管子模仿驴叫的声音；在《保卫黄河》中，用四部轮唱的方式模仿黄河的奔流不息和抗日浪潮的波澜壮阔。

2.情感性　人们常把音乐作为情感抒发的一种手段，一段动听的旋律总能唤醒人们内心深处的情感，引起一些人的共鸣。但音乐的情感性对于不同的人产生的情感也是不同的。"竹林七贤"之一嵇康所作的《声无哀乐论》中明确指出："声音自当以善恶为主，则无关于哀乐；哀乐自当以情感而后发，则无系于声音。"正所谓音乐与人的哀乐无关，只是听者将自身的情感赋予音乐中，音乐美学领域对此尚无最终答案。

3.暗示性　音乐通过气氛的渲染来暗示情景、现象和事物等。如小提琴协奏曲《梁山伯与祝英台》的引子部分，由长笛演奏出欢快的旋律，暗示着鸟语花香的季节和梁山伯与祝英台美好的爱情；在转折段落中低音锣的声音出现，暗示着梁山伯与祝英台悲剧的开始。如广东音乐《步步高》，用激昂的旋律、轻快的节奏、跌宕起伏，张弛有度，表现出一种步步高升、奋发上进的积极情绪。

4.非语义性　音乐中的声音是非语义性的，不能直接来表达音乐的内涵，只能通过有组织的声音来表现人物、事物的形象及情感。因为声音看不见、摸不到，只能通过听来感受。如琵琶曲《十面埋伏》中利用一张一弛的节奏音型加以模进发展的旋律，造成了一种紧张、恐怖的气氛，来表现汉军在垓下埋伏的情景。如打击乐曲《老虎磨牙》中松弛地敲鼓方式，从鼓边到鼓中央以表现老虎的步态声；用刮鼓边的演奏方法表现老虎的磨牙。

（二）音乐的分类

1.声乐

（1）人声的分类　人声按性别和年龄的特点，可以分为男声、女声、童声3类。按音域和音色的特点，男声可以分为男高音、男中音、男低音；女声可以分为女高音、女中音、女低音。女高音根据音色及表现特点还可以分为抒情女高音、花腔女高音和戏剧女高音。

（2）声乐的演唱方法　包括美声唱法、民族唱法、通俗唱法、原生态唱法。

1）美声唱法　起源于意大利，以音乐优美，发声自如，音与音连接平滑匀净，花腔装饰，乐句流利、灵活为特点。

2）民族唱法　是我国传统民族唱法的一个总称，以演唱民歌为主要目的，具有浓郁的民族特色。

3）通俗唱法　也叫作流行唱法。前身是19世纪末美国的布鲁斯音乐。这种唱法是最被大众所接受的演唱方法。

4）原生态唱法　源于我国民间地区，在CCTV青歌赛中受到观众们的喜爱，原生态唱法是原自然声发声方法。

（3）声乐的演唱形式

1）独唱　由一个人演唱的形式。

2）齐唱　由两个以上的歌唱者共同演唱同一旋律。

3）重唱　由两个以上的演唱者，各按自己的声部演唱同一乐曲。按声部或人数分为二重唱、三重唱、四重唱、六重唱等。

4）合唱　指集体演唱多声部声乐作品的艺术门类，常有指挥，可有伴奏或无伴奏。

2.器乐

（1）中国民族乐器　我国的器乐历史悠久，中国最早的乐器是在河南舞阳出土的骨笛，距今已有8000多年的历史。

中国民族乐器按照演奏方法可以分为以下几类。

1）吹管乐器组　唢呐、竹笛、笙、箫、埙、管子等。

2）弹拨乐器组　琵琶、中阮、扬琴、古筝、古琴等。

3）拉弦乐器组　二胡、中胡、高胡、京胡、板胡等。

4）打击乐器组　鼓、锣、镲、梆子、木鱼等。

（2）西洋乐器　是指在18世纪以来欧洲国家已经定型的乐器，通常在管弦乐队中使用。西洋乐器里拉琴和阿夫洛斯管是现目前发现西方最早的弦乐器和管乐器，产生于古希腊时期。

西洋管弦乐器按照乐器构造可以分为以下几类。

1）弦乐器组　大提琴、小提琴、中提琴、低音提琴。

2）铜管乐器组　小号、大号、长号、圆号。

3）木管乐器组　单簧管、双簧管、大管、长笛、短笛。

4）打击乐器组　定音鼓、木琴、钢片琴、三角铁等。

（3）世界各民族乐器　世界上有各种各样的音乐，因此也产生了各种各样的乐器，每一种乐器的产生都是民族音乐文化的积淀。如俄罗斯的三角琴等；印度的塔布拉鼓、西塔琴等；日本的三味线、尺八等；非洲的非洲鼓等；苏格兰的风笛等。

（4）器乐演奏形式

1）独奏　由一件乐器独立演奏的形式。独奏在大多演奏中均有乐队或其他乐器伴奏。

2）重奏　由每件乐器演奏一个声部，同时演奏一首乐曲，根据声部的多少分为二重奏、三重奏、四重奏、五重奏等。

3）合奏　多指由多种乐器组成，同时按乐器的种类进行分组，各组乐器担任不同声部，演奏同一首乐曲。合奏的形式也有很多，主要分为中国民族乐器合奏和西洋乐器合奏。

中国民族乐器合奏：可分为民族管弦乐合奏、弹拨乐合奏、丝竹乐、吹打乐、打击乐合奏。丝竹乐又可分为江南丝竹和广东音乐、福建南音；吹打乐可分为河北吹歌、苏南吹打、清锣鼓。

西洋乐器合奏：可分为弦乐合奏、管乐合奏、铜管乐合奏及管弦乐合奏。

4）协奏　由一件乐器做主奏乐器，与管弦乐队或钢琴一起协作演奏。主奏与协奏部分一同竞争，共同演绎作品的一种演奏形式。

3.歌剧　是综合了音乐、文学、美术、戏剧、舞蹈等艺术，主要以歌唱和音乐来表达剧情的戏剧。

歌剧的音乐主要由声乐与器乐两大部分构成。

（1）声乐部分　包括咏叹调、宣叙调、重唱、合唱等。

（2）器乐部分　由序曲、幕间曲、舞曲等组成。

歌剧可以分为喜歌剧、正歌剧、大歌剧、小歌剧等。

我国新歌剧的标志是1945年问世的《白毛女》，这是在延安开展的新秧歌运动的基础上产生的中国第一部新歌剧。中华人民共和国成立后，歌剧事业也得到了新的发展，许多作品在继承《白毛女》的传统的基础上，注重吸收中国戏曲的特点并借鉴西洋歌剧的优秀成果，如《草原之歌》《小二黑结婚》《洪湖赤卫队》《江姐》等。

4.舞剧　是一种以舞蹈为主要表现手法，综合音乐、美术、文学等艺术形式，表现特定的人物和一定戏剧情节的舞台表演艺术。舞剧的特点是舞蹈（肢体语言）与音乐（听觉语言）艺术的联姻。因为这两种艺术语言都是"无明确概念"的语言，因此它比歌剧更为抽象，也更富有想象力。

舞剧在西方统称为芭蕾，起源于文艺复兴时期的意大利，后传到法国，是在16—17世纪的意大利和法国宫廷中，以民间舞蹈为基础逐渐发展起来的，进入剧场以后，常穿插在歌剧和各种戏剧中。18世纪以后，芭蕾逐步与歌唱分离，至19世纪初，发展成为一种独立的艺术形式。

我国第一部舞剧是在1950年创作的《和平鸽》，表达了中国人民保卫世界和平的信心。1964年，集体创作的芭蕾舞剧《红色娘子军》登上了历史舞台，开启了对芭蕾艺术民族化的全新尝试。

（三）音乐欣赏的要点

1.音乐的要素

（1）旋律　指若干乐音经过艺术构思而形成的有组织、节奏的序列。是按一定的音高、时值和音量构成的、具有逻辑因素的单声部。旋律的进行分为上行、下行和平行。

（2）节奏与节拍　节奏是音乐中时间的组织，主要指声音的长短。如果把旋律比作肌肤，那么节奏就是骨骼。节拍是衡量节奏的单位，是音乐中表示固定单位时值和强弱规律的组织形式。

（3）和声　两个或两个以上不同的音按一定的规律同时发声而形成的音响。和声的进行有浓、淡、薄、厚的特性，在调式中具有稳定或不稳定的作用。

（4）调式　是指若干个乐音按照一定的关系组合在一起，并以其中一个音为主音的体系。基本可以分为大调式、小调式、民族调式和中古调式。

（5）速度　是音乐进行的快与慢，速度直接影响音乐的性格与音乐的基本形象。

（6）力度　是音乐表现的强弱程度。不同的力度对音乐表现的情感有着重要的作用。

（7）音色与音区　音色指不同乐器和人声所发出声音的色彩。音区主要可以分为高音区、中音区、低音区。不同的音区产生的声音具有不同的特点。

2.音乐的结构及表现手法

（1）基本音乐结构

1）乐汇　是音乐作品中最小的结构单位，不少教科书称它为"动机"，作为音乐语汇，动机与乐汇是音乐表达乐思的最小单位，大多由两个音节构成，一强（强拍或强位）一弱（弱拍或弱位）或一弱一强，一般不超过1小节，相当于文学中的字或词。

2）乐节　是具有相对独立特征，结构大于乐汇的部分。相当于文学中的词组。

3）乐句　结构相对稳定，有完整的乐意，一般长度为4~8小节，相当于文学中的句子。

4）乐段　是音乐中能够比较完整地表现乐思的最小结构，乐段由几个乐句构成，相当于文学中的段落。

（2）常见的曲式结构　随着音乐的历史发展，逐渐形成了曲式结构，曲式即音乐的结构形式。

1）单乐段　由一个乐段构成的曲式叫作单乐段，也可称为一部曲式。单乐段能够独立塑造完整的音乐形象，表达音乐思想。如《嘎达梅林》《社会主义好》。

2）二部曲式　有两个完整的乐段构成，两个乐段在音乐的进行中有一定的联系，两个乐段可以是单一性的也可以是对比性的。结构图示为"A+B"，如《谁不说俺家乡好》是单一性的二部曲式；《英雄赞歌》是对比性的二部曲式。

3）三部曲式　有3个完整的乐段构成，分为带再现的和不带再现的两种。二段式的乐曲加上对第一部分的再现就形成了带再现的三部曲式，是在创作中使用较多的曲式结构，结构图示为"A+B+A（A'）"，如《长江之歌》；只是段落的增加，不带再现的三部曲式，音乐的表现极为丰富，结构图示为"A+B+C"，如《唱支山歌给党听》。

4）回旋曲式　在乐曲中，主部和插部交替出现的曲式结构，主部至少出现3次，插部至少有2个。结构图示为"A+B+A+C+A+……A"，如《致爱丽丝》。

3. 音乐的欣赏方法

（1）倾听音乐　音乐是靠听觉来完成的，走进音乐，学会倾听、用心倾听。通过倾听体会音乐音响、音色。

（2）感受音乐　根据欣赏者的文化水平、经历及艺术审美能力感受音乐主题的含义，描绘音乐的情感。

（3）分析音乐　通过音乐的基本要素，透过音乐的表象，分析音乐的结构，传递作曲家和演奏家的情感表达。

二、舞蹈美

舞蹈是一种以人体为物质媒介，通过音乐伴奏和有组织的节奏型、韵律感和造型美的动作来表达情意的一种艺术形式。舞蹈作为人类最古老的艺术之一，是人类在以劳动实践活动为中心和娱乐需要中产生出来的，舞蹈在庆典、祭祀、娱乐、礼仪等方面都十分重要。由于舞蹈是一门富有表情性和运动性的人体律动的时空艺术，所以在社会生活中发挥着重要的审美作用。

（一）舞蹈艺术的特点

1. 抒情性　舞蹈擅长抒情，拙于叙事。舞蹈艺术源于生活，是对大自然及各种运动形式的模仿，也是对现实生活运动的美化。舞蹈动作最能表现激动的心态和丰富的情感，虽然和文学、影视比起来略显不足，但有独特的艺术魅力。在舞蹈艺术中情感似乎是从舞蹈动作中自然流露出来的，而不是感情内容的动作解析。

2. 动作性　舞蹈是动态的，没有了人体动作，就没有舞蹈。舞蹈是通过各种肢体动作姿态和造型来塑造艺术形象的，是用动作说话的。舞蹈演员的一招一式都与塑造的人物形象相对应，也是内心活动的呈现。如表现人们情绪激动可采用急速的跳跃或旋转；表现忧郁哀伤通常用缓慢的移动挥手；表现细腻的情感常用轻柔的动作等。

3. 音乐性　舞蹈与音乐是分不开、共生共存的。舞蹈都是随着音乐开展的，音乐的旋律和节奏带动着舞者完成舞蹈动作，如果离开音乐，舞蹈表演也会失去灵魂，难以充分表达情感。舞蹈也是按照音乐来进行的，舞蹈作品的创作一定是先有音乐（现成的音乐或根据舞蹈主题创作的音乐），再进行舞蹈编导。

（二）舞蹈的分类

舞蹈的种类很多，按舞蹈表现形式分为独舞、双人舞、群舞、组舞、歌舞、舞剧等。

1.独舞 又名单人舞，顾名思义是由一个人完成表演的舞蹈。独舞有几种表现形式，它可以是一个结构完整的舞蹈作品，如《秦俑魂》；也可以是群舞中由一个人表演的舞蹈段落，如《丝路花雨》。独舞一般具有独立的主题内容，短小精悍，是对舞者个人艺术能力和技巧的展示，也是抒发人物思想感情的重要方式。

2.双人舞 是由两个人（通常是一男一女）共同表演的舞蹈，有独立的作品，也可以是大型舞蹈中的片段。双人舞在同一律动中，通过主次、强弱等变化和对比，细致地表现人物的思想情感，因此双人舞对舞者的要求是很高的，它不但需要舞者具有娴熟的舞蹈技巧，更需要二人默契的配合，多用来展现人物的关系和二人思想感情的交流。

3.群舞 是指人数不等的多人舞，可以是独立的作品，也可以是大型舞蹈作品中的片段。群舞具有强烈的感情色彩，一般不表现故事情节和人物之间的矛盾冲突，主要讲究风格、气氛、场面，群舞是集体性的舞蹈，更要求舞蹈动作的协调一致、衬托人物、烘托气氛、创设意境。群舞中有时也会出现领舞，领舞可以是一人也可以是多人，使舞蹈更加丰富多彩。如《飞夺泸定桥》等。

4.组舞 是指将几个相对完整、独立的舞蹈组成的比较大型的舞蹈作品，每一段舞蹈都是一个完整的个体，统一到共同的主题和完整的艺术构思之中。如哈萨克组舞《幸福的草原》等。

5.歌舞 是综合音乐、诗歌、舞蹈等艺术手段，边歌边舞的艺术形式，能够表达人物复杂细腻的情感和广泛的生活内容。二人台、二人转、打花鼓、采茶灯等都属于歌舞。

（1）按作用和目的分类 可以分为宗教舞蹈、社交舞蹈、教育舞蹈等。

1）宗教舞蹈 指人们为了求雨、驱鬼、迎神等宗教或祭祀的舞蹈形式。宗教舞蹈是中国古代舞蹈文化的重要组成部分，代表作如《巫舞》等，具有独特的宗教性，同时也侧面反映出各民族的现实生活。

2）社交舞蹈 也称为交际舞，现在也可称为国标舞，已经被奥林匹克委员会承认为一种运动项目，可分为摩登舞和拉丁舞两种。摩登舞包含华尔兹、维也纳华尔兹、狐步、探戈、快步舞；拉丁舞包括斗牛舞、牛仔、恰恰、伦巴和桑巴。

3）教育舞蹈 是指学校、幼儿园等进行审美教育的舞蹈活动，用来美化人的思想感情和道德情操。

（2）按种类分类 可以分为民族舞、古典舞、芭蕾舞、现代舞。

1）民族舞 也称作民间舞，主要流行于民间，是风格稳定的即兴表演、自娱自乐的舞蹈形式。民族舞自由活泼，注重舞蹈与歌曲的紧密结合，相比纯舞蹈的表演形式更为生活化、通俗易懂，为广大人民群众所喜爱。民族舞大多运用道具，如手帕、扇子、花伞等。极大地增强了艺术表现力，使舞蹈动作婀娜多姿。民族舞根据表演形式可以分为木鼓舞、踩鼓舞、板凳舞、芦笙舞、狮子舞、龙灯舞、扇子舞、孔雀舞等；根据民族特色可以分为蒙古舞、朝鲜舞、傣族舞、藏族舞、维吾尔族舞、彝族舞等。

2）古典舞 是在民间传统舞蹈的基础上经过专业的加工、整理创造流传下来的舞蹈，古典舞的舞蹈动作和技巧都是有严格规定的。世界各国都有古典舞蹈，按地域主要分为中国古典舞、欧洲古典舞和印度古典舞。在中国古典舞的表演中要求形、神、劲、律。这里的形指形体外部的动作，强调曲线美和刚健挺拔、含蓄柔韧的内在气质；神是指神韵，通过眼神、精气神，用心、用意、用气支配和表达舞蹈的内涵；劲是指用动中有静、静中有动的、有规律的用肢体动作表达，用好寸劲、反衬劲和神劲；律是指用中国舞特有的反律（用反面的规律做起）体现圆、游、变、幻之美。

3）芭蕾舞 是欧洲的古典舞蹈，由于在表演时演员需要穿上特制的足尖鞋立起脚尖跳舞，亦被称为足尖舞。芭蕾舞发源于意大利，在法国宫廷得到发展，早期是王公贵族举行庆典时的一种歌舞娱乐形式。

4）现代舞 是反映现代生活的舞蹈，它摒弃了单纯的叙事和抒情的表现手法，追求心灵的自由表现和形式的独特。在19世纪末，物质文明冲击着人们的心灵，人们将艺术作为追求精神的解放，由于当时的芭蕾舞蹈发展停滞不前，已经无法满足人们对舞蹈的需求，艺术家们尝试着创立新的舞蹈派别，以崇尚自由和创新为特征，于是现代舞应运而生。现代舞也可以分为拉丁舞、爵士舞、踢踏舞、街舞等。

（三）舞蹈艺术的表现手段

1.舞蹈动作 用舞姿、舞步组成了舞蹈的语言，舞蹈动作有狭义和广义之分。狭义指运动过程中动态性动作，广义上指动作、姿态、技巧、步法4个方面。舞蹈动作来源于生活实践，最初的舞蹈动作都是模仿生活中动物的动作，抒发人们各自内在的情感。现在的舞蹈动作中有一些是没有生活依据的，仅仅是表达人的内心情绪。

2.舞蹈造型 是舞蹈动作在运动过程中或舞蹈组合结尾的停顿之时静态和静止的亮相。舞蹈造型是经过加工、提炼的最有表现力的典型性动作。舞蹈造型使舞蹈彰显了动中有静、静中有动的规律，不仅表达人物内心情感，还起到了舞蹈组合之间承上启下的衔接。可以说，舞蹈是运动的绘画和雕塑。

3.舞蹈手势 在日常生活中手势也可以直接说明一个简单的含义，舞蹈中更离不开手势。舞蹈手势包括手指、手掌、手腕和手臂各部位的配合和运动。尤其在很多民族舞蹈中如傣族、维吾尔族、朝鲜族，都有不同的手型。

4.舞蹈表情 是掌握舞蹈动作、造型、技巧，同时结合音乐、美术等艺术手段，将作品的思想内容转化为舞蹈形象来体现的。舞蹈表情的主要表演手段是通过技术和艺术的统一、形象与神似的统一、虚拟与真实的统一、表情与动作的统一来传达感情、塑造形象的。

5.舞蹈构图 是舞蹈表演在一定的时间与空间内，对颜色、队形等各方面关系的合理布局。其中包括舞蹈队形变化中形成的各种图案和舞蹈静态造型时所构成的画面。舞蹈构图要以人体动作姿态的发展变化结合舞台移动的地位变化，形成动与静的完美统一。

（四）舞蹈语言

舞蹈语言主要由能表现一定思想情感的舞蹈动作组成，一般是从人的情绪状态、自然现象中提炼加工，组织和美化后形成的。舞蹈语言可以分为3个方面：舞蹈动作、舞蹈组合、舞蹈语汇。舞蹈语言是舞蹈创作的主要表现手段，表达人类情感、塑造人物形象、描绘人物环境等，都离不开舞蹈语言。舞蹈语言从层次上可以分为3个层次，分别是舞蹈的单词（一般指舞蹈的动作）、舞蹈的语句和舞蹈的段落。在舞蹈语言的系统中，最基本的要素就是舞蹈的动作，它是由单一的动作或复合的动作所组成的，可以分为表现性动作、再现性动作、装饰性动作3种形式。表现性动作是具有表情性功能的动作；再现性动作是具有传情达意功能的动作，装饰性动作是具有组织功能性的动作。3种动作各自连接变化和发展就可以组成舞蹈语言中的语句和段落。舞蹈语句，是由一个以上的舞蹈单词组织在一起，表达相对完整含义的舞蹈组合；舞蹈段落是由若干个舞蹈语句组成的表现一个比较完整内容的片段；一部舞蹈作品是由若干个舞蹈段落组成的。

（五）舞蹈欣赏的要点

1.舞蹈动作　人体动作是舞蹈最基本的表现手段，人们欣赏舞蹈主要是看表演者的动作，只有舞者表演得惟妙惟肖才能和欣赏者共情，才能为舞者心醉。如杨丽萍的孔雀舞。

2.舞蹈剧情　欣赏具有情节的舞蹈，要把握主题思想，抓住思想内涵，分辨善恶美丑，由于欣赏者的文化底蕴不同，理解舞蹈剧情也各有差异。如《夜半歌声》。

3.舞蹈意境　结合文学、美术、音乐、服装、道具、灯光等多种艺术，舞蹈表现了综合艺术美的特点，悉心欣赏，会感受到综合艺术的美。如舞剧《红色娘子军》。

三、影视艺术美

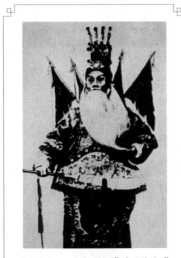

图6-49　电影《定军山》

影视艺术是影视艺术和电视艺术的总和，从1895年诞生以来已经走过100多年的历程，常被人们喻为第七艺术。影视艺术是一种吸收了所有艺术长处的综合艺术形式，也是建立在科学技术基础上的现代艺术。

（一）影视艺术的特点

自从法国卢米埃尔兄弟播放了《火车进站》《工厂大门》《水浇园丁》等影片，电影的发展经历了从无声到有声、从黑白到彩色、从传统到数字的快速发展。中国的第一部影片《定军山》也在1905年拍摄成功（图6-49）。影视艺术历经百年，呈现了如下特点。

1.综合性　艺术与科技相结合是影视艺术特点的突出表现。电影是科技发展的产物，这是其他各艺术门类所不具备的。光学、电学、声学都与电影的产生息息相关，如果没有科技就不会产生电影。早期电影是黑白的、无声的，为了让观众将视觉与听觉同步，卢米埃尔在播放电影的同时同声说话，在卓别林早期的无声电影中，为了交代剧情，需要在影片中播放大量字幕。影视艺术的一切进步都与科技进步同步实现了。

视觉与听觉相结合是影视艺术特点的直观表现。影视艺术通过视觉刺激人类的感官，通过听觉的加入，让人类进行了艺术体验的审美过程。从视觉上来看，影视艺术通过对画面色彩、光线、明暗的展示，让人们清晰地看到人物形象、环境背景、事件的叙述，逐渐增强画面感，这样的画面更加深入人心，让电影塑造了数不尽的艺术形象。从听觉上说，电影在塑造足够生动画面的同时，还要增加作品的听觉效果，对人物和环境的音响处理是关键，拟音师会结合现场实际情况模仿音响。在《无间道》中，当刘警官身份逐渐暴露时，急促音乐的加入，更加映射了观众对真相大白的渴望（图6-50）。

影视艺术与其他艺术元素相结合是影视艺术特点的根本表现。影视艺术对任何艺术都具有包容性，在雕塑、绘画艺术中借鉴了造型的特点和规律，对色彩、光影都有独特的处理，如张艺谋导演的《英雄》中，在棋馆之战中使用的青灰、书馆之战中使用的红、胡杨林之战中使用的红黄；在音乐、舞蹈艺术中借鉴了节奏感的特点，对剧情发展进行了气氛的渲染；在文学和戏剧艺术中借鉴了叙事、抒情、戏剧冲突等，对影视艺术在叙事抒情及布景、服装、道具中建立了电影的雏形（图6-51）。

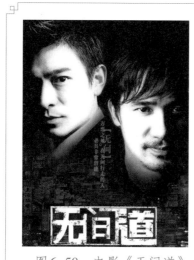

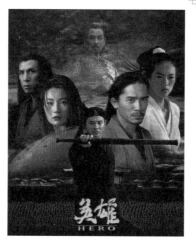

图6-50　电影《无间道》　　　　图6-51　电影《英雄》

2.逼真性　影视艺术在许多方面都真实地再现了故事的原貌，追求真实是艺术的本性要求，人们常说艺术来源于生活。影视艺术反映生活也必须是真实的反映，逼真不是一般的艺术所追求的，如水墨画也在把握似与不似之间。电影画面通过近景、远景、特写，把人物、环境及人物表情都表现得淋漓尽致。

3.商业性　影视艺术逐渐已经显露出它的商品性，影视艺术的产生逐渐形成产业化和企业化，影视艺术的商业性比其他艺术更为明显。大部分影视制作都是需要资金投入的，少则几十万，多则上亿元。巨额的投资必须要通过获得相应的利润来维持运转，所以票房、观众、市场是电影获得经济回馈的唯一渠道。法国卢米埃尔兄弟不仅成为电影的发明者，同时也在电影的商业价值中获得了巨大的成功。

（二）影视艺术的分类

1.影视艺术　电影的主要类型，按传统说法是可分为故事片、纪录片、科教片、美术片。

（1）故事片　是以叙事的方式，刻画人物形象、表达主题思想的影片。故事片主要是反映生活，对广大观众具有很强的艺术感染力。根据故事片的风格可以分为喜剧片、西部片、恐怖片、爱情片、古装片、武打片、歌舞片等；根据题材可以分为历史题材、军事题材、爱情题材等。故事片是比较常见的一种电影类型，社会影响、经济效益、创作数量都非常显著。

（2）纪录片　是以真实生活为创作素材，记录真人真事的影片，电影的诞生也是起源于纪录片。纪录片的分类目前还没有统一的标准，大体可以划分为历史纪录片、政论纪录片、传记纪录片、人文地理纪录片、舞台纪录片、专题纪录片等。

（3）科教片　又称为科学教育片，主要是传播科学文化知识、推广先进技术经验、传授工艺方法，为广大群众的社会生活、工作学习等服务的电影类别。科教片根据观众对象和宣传目的的不同，可分为科学普及片、科学技术推广片、科学研究片、科学杂志片、教学片5种样式。

（4）美术片　是动画片、木偶片、剪纸片的总称，美术片不用真人真景来拍摄，而用动画、木偶、剪纸来塑造人物形象，叙述故事情节，表现艺术家的创作意图。美术片的题材非常广泛，夸张、虚拟、比喻等是美术片常用的表现手段。

2.电视艺术　是一门迄今为止最年轻的艺术，自从电影被称为第七艺术，电视问世以来，人们越发将电视艺术称为第八艺术。电视艺术是以电子技术为传播手段，以声画造型为传播方式，运用艺术的审美思维把握和表现客观世界，通过塑造鲜明的屏幕形象，达到以情感人为目的的屏幕艺术形态。电视艺术可以分为新闻类、服务类、文艺类和电视剧。

（1）新闻类　是记录近期发生或正在发生的事实的报道，通过报纸、电台、电视台、互联网为媒介进行传播的文体。随着时代的发展，观看电视新闻已经成为人们生活的日常。电视新闻具有很强的时效性、直观性、真实性、故事性、现场参与性。

（2）服务类　主要以为观众提供生活、学习、工作等帮助与指导的电视节目，主要可以分为思想服务类，如《夜线》等；生活服务类，如《为您服务》《回家吃饭》等；经济与信息服务类，如《经济半小时》等。

（3）文艺类　是指围绕一个中心主题编排的文艺节目，构成完整独立的电视艺术作品，给予观众多样化的审美感受。文艺类电视节目包括有文艺晚会、音乐节目、戏曲节目、舞蹈节目、电视小品、文学节目等。

（4）电视剧　是用电视艺术语言叙述的故事，在我国电视观众受众最多的节目类型。电视剧是大众文化，以故事真实生动、结构严谨完整、人物形象鲜明著称，同时电视剧是一种能够融合社会思想，兼容不同艺术形式的文化产物。电视剧在讲述故事的同时也在对观众展现文化取向和生活方式，对电视观众是有极大影响力的。

（三）影视艺术的表现手法

1.画面　在影视艺术中，画面是艺术创作的主体，是通过摄影机的镜头拍摄记录下来的。镜头是从摄影机开机到停止所记录的连续画面，是影视艺术构成的基本单位。

（1）根据景别变化分类　镜头可分为以下5种类型。

1）远景　拍摄广阔的天空、环境及自然景观，人物在其中表现得很小。主要用于突出环境、制造意境。

2）全景　拍摄人物的全身和周围环境，一般表现在一定范围内的情景。主要用于展现环境下的人物。

3）中景　拍摄人物膝盖以上的活动情景，给人物表演自由活动的空间和周围环境。主要用于突出动作，交代人物。

4）近景　拍摄人物胸部以上的部分。主要用于强调人物、突出表情。

5）特写　拍摄人物的头部、物品或环境的细节。主要用于强调细节、揭示心理，是影视艺术强有力的表现手段。

（2）根据运动变化分类　镜头可分为以下5种类型。

1）推镜头　摄影机将镜头由远及近跟拍人物及环境，画面由远景向全景、中景、近景的转变。其目的是引导观众注意，深入感受人物的内心活动，强化视觉冲击力。

2）拉镜头　摄影机将镜头由近及远跟拍人物及环境，画面由近景向中景、全景、远景的转变。其目的是交代人物将进行活动的场景，表明拍摄对象与环境的关系。

3）摇镜头　摄影机原地旋转，拍摄全景，可用于跟着拍摄对象环视四周的情景。其目的是展示大场面、大环境或制造紧张气氛。

4）移镜头　摄影机沿水平方向上下或左右移动镜头，可用于表现大物体、大景象，展示广阔的空间。其目的是从局部到整体的拍摄体验美感、产生动感。

5）跟镜头　摄影机跟着拍摄对象的运动而拍摄的镜头。其目的是展现拍摄对象在运动中的变化和场景的变化。

（3）根据角度变化分类　镜头大致可分为以下4种类型。

1）俯仰镜头　俯镜头指从高到低俯瞰全景的拍摄，善于表现宏大的场面；仰镜头指从低到高仰瞻全景的拍摄，用于表现高不可攀、崇高景仰的感觉。

2）变焦距镜头　摄影机不动，依靠镜头焦距改变与被拍摄对象的拍摄距离，用于表现思想，传达情感。

3）空镜头　画面中没有人物，只有景的镜头。用于烘托气氛、表达情感及内心向往，升华电影主题。

4）长镜头　指用比较长的时间对一个场景或一场戏进行不间断的拍摄。长镜头一般叙事性非常完整，用于营造氛围，给人以亲切感和真实感。

2.色彩与光线

（1）色彩　在影视艺术中，色彩不仅发挥再现客观事物的写实功能，还具有造型和表意功能，通过色彩表现主题、塑造人物形象、烘托环境。影片中的色彩大致可以分为4类：暖色类（红、橙、黄）、冷色类（青、蓝、紫）、中间色类（绿）、消色类（黑、白、灰）。色彩的对比也会赋予影片主题的升华。

（2）光线　是影视艺术视觉风格的重要表现形式，光线的形式可以决定影片中的人物形象风格。影视艺术的光线根据光的性质可以分为直射光和散射光；根据光的投射方向可以分为顺光、逆光、侧光、顶光、背光、底光；根据光的使用可以分为主光、副光、辅助光、背景光、修饰光。

3.声音　影视片中的声音是电影从无声片到有声片的一次飞跃，是与视觉画面共同构筑成的听觉艺术形态。影视片中的声音可以分为人声、音响和音乐。

（1）人声　是影视片声音最为主要的声音，因为影视片一般都是以人为主题进行故事的叙述。人声又可以分为对白、旁白和独白。

（2）音响　是指在人类生活中存在的各种声响。音响可以有很多分类，如动作音响、自然音响、环境音响、机械音响、特殊音响等。

（3）音乐　影视音乐是影视的重要组成部分，是贯穿整部影视作品的纽带。在影视艺术中音乐不仅可以为影片烘托气氛、抒情写意，还可以推动故事情节的发展，在歌舞片中，音乐占有重大的比例。

4.蒙太奇　原为建筑学术语，意为构成、装配，在影视艺术中引申为剪辑。主要是根据影视艺术中情节的发展把一个个镜头合乎逻辑地连接在一起的方法。蒙太奇主要的功能有引导观众的注意，激发观众的联想，创造独特的时间和空间，叙述故事情节、揭示故事主题。蒙太奇的分类至今没有统一的说法，常见的分类方式有叙事蒙太奇、表现蒙太奇和理性蒙太奇。

（1）叙事蒙太奇　主要以叙事为功能，运用蒙太奇交代故事情节、展示事件、表现故事冲突。

（2）表现蒙太奇　是以创作者的主观意识为主，通过对镜头的剪接而产生单个镜头本身所不具有的丰富内涵，以表达某种情绪或思想。

（3）理性蒙太奇　是通过画面之间的关系，而不是通过单纯的、一环接一环的连贯性叙事表情达意。

（四）影视艺术的鉴赏要点

1.掌握一定的影视艺术基本知识　专业的影视分析和一般观众的评论是不一样的，如果是影视艺术的爱好者，可以首先了解影视艺术发展的历程；其次熟悉影视艺术的表现手段；最后多观看经典影视作品获得全面的审美体验。

2.感知影视艺术的视觉美　通过影视艺术的表现手段，如镜头、蒙太奇、光线、色彩等，从中获得美感的信息。重视影视艺术画面的构图形式、观察镜头表现的细节、品味画面带来的思想呈现。

3. 聆听影视艺术的听觉美　熟记影视艺术中经典的人物对白、理解音乐营造的氛围、感受音响制造的内在节奏。

4. 体会影视艺术的情感美　把握影视艺术作品内容所反映的社会的、时代的、民族的蕴涵，领悟人类生存的、情感的、生命的蕴涵。

四、戏曲艺术美

戏曲是中国传统的戏剧形式的总称，常作为民俗文化的突出代表，呈现出既俗又雅的面貌，它由文学、音乐、舞蹈、美术、武术、杂技以及表演艺术综合而成，是一门综合的艺术。中国戏曲与古希腊悲喜剧、印度梵剧并称为世界三大古老的戏剧文化，在世界戏剧史上占有重要的地位。

（一）戏曲艺术的特点

1. 综合性　中国戏曲是一种综合的艺术形式，是集音乐、舞蹈、美术、建筑、文学等多门艺术于一身的综合艺术形式。演一场戏曲需要剧本、导演、演员、音乐、布景、道具、服装、灯光等，演员的唱、念、做、打都要经过反复的打磨才能在舞台上进行表演。其综合的广泛性是其他各种综合艺术都无法比拟的。

2. 虚拟性　戏曲舞台上的道具、布景、时空转换都是虚拟的，戏曲演员表演时不用实物或用部分实物给予观众提示，主要依靠演员唱、念、做、打的表演手段外化出来，来表现剧本情节。虚拟形式是戏曲反映生活的基本手法，所谓"三五步行遍天下""眨眼间数年光阴"，体现了戏曲对舞台时间和空间处理的灵活性。

3. 程式性　戏曲表演是标准化、规范化的，几乎都是按定型的形式进行表演的，舞台上生活的动作、舞蹈化表演都是可以反复使用的。戏曲表演直接或间接地来源于生活，但是它又是按照一定规范对生活进行概括、提炼和美化而形成的，如开门、关门、投袖、整冠等。程式在戏曲中既有规范性又有灵活性，所以戏曲艺术被恰当地称为有规则的自由动作。

（二）戏曲艺术的发展

中国戏曲艺术可以追溯到先秦的"优"。"优"可以分为"俳优"和"唱优"："唱优"是指歌舞表演中的女性，"俳优"是宫廷中以滑稽表演取悦国君贵族的男性。"优"的表演是需要特别装扮的，惟妙惟肖地模仿生活原型，但还谈不上是真正的戏曲。

1. 百戏　汉代百戏的表演内容、类型和专业种类众多，是多种民间艺术的汇合，包括有杂技、武术、魔术、说唱、歌舞等多种艺术形式。

2. 歌舞戏　唐代是中国历史上政治、经济、文化最发达的朝代，在继承了汉代百戏艺术的基础上，唐代发展而成有故事情节、载歌载舞，不仅有音乐伴奏，还有歌唱部分的歌舞戏。

3. 杂剧　是在宋代逐渐形成的一种新的表演形式，包括音乐、舞蹈、杂技等部分，一般分为三段：第一段称为艳段，表现日常生活中的熟悉的事情；第二段为正杂剧，表演较复杂的故事情节、说唱或舞蹈；第三段为散段，表演滑稽或杂技等。主要角色有付净、付末、孤、旦。

4. 南戏　是宋末元初兴起的剧种，以歌舞故事为主题的表演形式，剧本一般较长，故事情节比较曲折，主要角色有生、旦、净、末、丑、外、贴等7种，演唱的方式比较自由，富于变化，创造了独唱、对唱、轮唱、合唱等演唱形式。这种演唱方式更有利于表达复杂的故事内容和人物性格。

5. 元杂剧　形成于宋代，盛行于元代，也是古代戏曲发展的一个高峰，涌现出了大批著名的戏曲作家，如关汉卿、郑光祖、马致远、白朴等。主要代表作有《窦娥冤》《倩女离魂》《汉宫秋》《墙头马上》

等。元杂剧的角色有旦、末、净、杂。

6.明清传奇　是古代中国戏曲的新样式，题材逐渐开阔，出现了一批抨击时政、追求个性解放的剧作。如汤显祖的《临川四梦》、梁辰鱼的《浣纱记》等。在形式上沿用南戏结构，一部剧本，大多只有30出左右，常分上、下两个部分，在明代，逐渐形成了"四大声腔"，分别是海盐腔、余姚腔、弋阳腔、昆山腔。

（1）海盐腔　流行于浙江海盐，音乐风格文静、幽雅，伴奏用锣、鼓、拍板等打击乐器，不用弦管。

（2）余姚腔　流行于江苏、安徽等地，语言是杭州湾地区的土语，以清唱为主，仅用小音量的打击乐伴奏。

（3）弋阳腔　流行于南京、北京、湖南、福建等地。弋阳腔的音乐形式灵活，常与各地戏曲声腔、民间音乐结合，使用地方方言、音调高亢，情感奔放。伴奏使用效果强烈的打击乐。

（4）昆山腔　流行于江苏昆山一代，在唱法上强调吐字、收音、过腔，在丰富乐队配置，增加了笙箫管、三弦、琵琶、月琴等乐器。

（三）戏曲艺术的分类

我国的戏曲主要是由民间歌舞、说唱和滑稽戏3种不同艺术形式综合而成的，戏曲的种类繁多，有360余种。流行比较广泛的剧种有京剧、黄梅戏、评剧、豫剧、越剧等。

1.京剧　是我国影响最大的戏曲剧种，在清代中期，全国戏班荟萃的地方就是北京，1790年，乾隆皇帝召四大徽班进京，进京后，四大徽班的艺人之间不断交流、融合，吸收各种剧的艺术营养，逐渐形成了京剧。京剧的唱腔以西皮和二黄为主：西皮主要表现激昂、高亢、喜悦的情绪；二黄主要表现深沉、悲伤、感叹的情绪。1917年以来，涌现了大量的优秀京剧演员，这一时期诞生了四大名旦，分别是梅兰芳、尚小云、程砚秋、荀慧生；四大须生，分别是余叔岩、言菊朋、高庆奎、马连良。京剧的传统表演剧目有《霸王别姬》（图6-52）；《贵妃醉酒》（图6-53）；现代京剧表演剧目有《红灯记》（图6-54）；《智取威虎山》（图6-55）等。

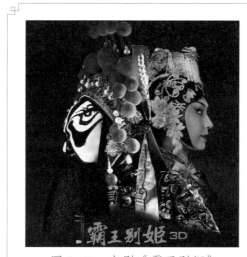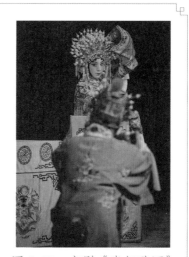

图6-52　京剧《霸王别姬》　　图6-53　京剧《贵妃醉酒》

京剧能够流传至今被誉为国粹，主要是因为在舞台上表现的艺术手段十分丰富，用法十分严格，它融合了众多地方戏曲的艺术成就，是我国影响最大的戏曲剧种。

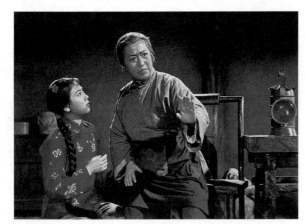

图6-54 京剧《红灯记》

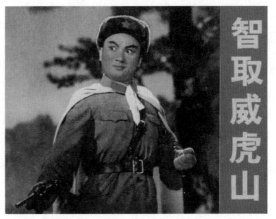

图6-55 京剧《智取威虎山》

素质提升

梅兰芳蓄须罢演以抗日

我国京剧表演艺术大师梅兰芳先生，在抗日战争全面爆发后，为了拒绝给日本人演出，毅然决然告别京剧舞台。在隐居香港期间，梅兰芳每次都以年纪太大、身体不好为理由予以拒绝，为了断绝日伪的念头，他干脆蓄留起了胡须。谁都知道，梅兰芳演的是旦角，旦角是女人，有了胡须自然也就无法演出。不过日本人并没有放过梅兰芳，他们派汉奸三番五次登门骚扰，变着法子催促梅兰芳公开亮相。后来汉奸们越逼越紧，为了敷衍他们，梅兰芳只得去朋友开设的医院就诊，假装看病，有时甚至还要打针来进行伪装。直到抗日战争胜利，他才剃去了留了8年的胡子。梅兰芳在抗战期间断然蓄须明志，不为民族敌人演出，抗日气节令人敬佩，表现了一代艺术大师不屈不挠的刚强骨气。这一事件成为神州大地感人的佳话，在中华儿女中广为传颂，极大地鼓舞了中国人民奋勇抗战的决心。

2.黄梅戏　是安徽省的主要地方戏曲的剧种，它是结合山歌、茶歌、花鼓调、秧歌、采茶灯，同时吸收了京剧、楚剧等剧种的优秀艺术特点逐渐形成和发展起来的剧种。黄梅戏的唱腔有3种形式：主腔、花腔、三腔。

（1）主腔　主要以板式变化体为主要的音乐结构。

（2）花腔　节奏有民间舞蹈的律动、口语化的旋律线条，唱词中大量采用衬字衬词。

（3）三腔　彩腔、仙腔、阴司腔3种腔体的统称。彩腔的旋律线是男腔低走，女腔高走；仙腔的基本结构是四句体，要在第一句和第四句演唱时重复唱词；阴司腔常用于伤感情感的表达。

黄梅戏的代表人物有严凤英、王少舫、张云风等，代表剧目有《天仙配》《牛郎织女》《女驸马》等。

3.评剧　是汉族传统戏曲剧种之一，流传于我国北方。评剧的唱腔分男腔和女腔。

（1）男腔　在评剧演员和评剧工作者的共同努力下，创造了反调、二八板、慢流水板等男声音乐形式。

（2）女腔　在评剧演员和评剧工作者的共同努力下，创造了凡字调、送子调等新版式。

评剧的代表人物有桂宝芬、朱宝霞、张丽华等，评剧的代表剧目有《杜十娘》《刘巧儿》等。

4.**豫剧**　是在河南梆子的基础上不断改革和发展起来的，是我国最大的地方剧种，流传范围广泛。豫剧的唱腔根据地域不同，分为豫西调和豫东调：洛阳等地的唱腔为豫西调；开封各地的唱腔为豫东调。豫剧的唱腔以刚柔并济、宽厚豁达著称，唱腔大气磅礴、吐字清晰、节奏鲜明。豫剧的代表人物有陈玉亭、李剑云、李佳玉、王润枝、常香玉等，豫剧的传统表演剧目有《春秋配》《黄鹤楼》《山上桥》，现代豫剧表演剧目有《刘胡兰》《小二黑结婚》《祥林嫂》《花木兰》等。

5.**越剧**　流传于上海地区。越剧的唱腔主要由曲调和唱法两大部分组成，在曲调方面通过旋律、节奏及板眼变化形成特有的风格；在演唱方法上都在唱字、唱声、唱情等方面显示自己独特的个性。越剧的代表人物有卫梅朵、张志帆、尹桂芳、张琳等，代表剧目有《梁山伯与祝英台》《红楼梦》《珍珠塔》等。

（四）戏曲的四大行当

行当指的是戏曲中的人物角色，根据性别、性格、年龄、职业及社会地位的不同划分为生、旦、净、丑4种类型。每个行当都是一个形象系统，同时也是一个相应的表演程式系统。

1.**生**　扮演男性人物，可分为老生、小生、武生等。

（1）老生　因多挂髯口，又名须生。因大多扮演中年或老年男子老实、博学、忠厚而又有点迂腐的正面角色，又称为正生。唱腔用真嗓子，要求字正腔圆。

（2）小生　与老生相对应，大多扮演青年男性，唱腔用假嗓，念白用假嗓为主，或真假声结合的方法，声音比较尖细，凸显小生的年龄和表演特色。

（3）武生　大多扮演擅长武艺的青年男子和英雄豪杰级中年男性角色，一般背后插四面三角小旗，这些旗叫作靠旗，象征着军队里的令旗。武生衣服的颜色标志着他的社会地位。武生分长靠武生、短打武生两类。长靠武生多扮演大将、元帅形象，一般使用长兵刃。表演要求"稳、准、狠"，具有大将风度。短打武生多扮演英雄豪杰，着短款轻便的衣装，常用短兵器，表演要求动作灵巧、干净利索。武生也兼演部分武净戏。

2.**旦**　扮演女性人物，可分为正旦、花旦、老旦、武旦、彩旦等。

（1）正旦　因表演者常穿素色衣服，又名"青衣"，大多扮演娴静庄重的青年、中年妇女。以唱腔为塑造人物形象的重要表现手段。

（2）花旦　多扮演少女或青年女性角色的行当，多以表现活泼、性格开朗、富有正义感的青年女性形象，多着颜色鲜艳的衣服。以表演和念白为塑造人物形象的重要表现手段。

（3）武旦　扮演擅长武艺的女性角色，表演动作追求率、脆、媚、锐的艺术境界。

（4）老旦　扮演老年女性角色，唱念用本嗓，以唱腔作塑造人物的主要手段唱腔。

（5）彩旦　又叫"丑旦""丑婆子"，扮演滑稽或奸刁的女性角色。表演富于诙谐幽默，以营造喜剧效果。

3.**净**　是以面部化妆为突出标志的男性角色。可分为大花脸和二花脸。

（1）大花脸　主要以唱功为主，常扮演举止稳重的人物。

（2）二花脸　主要以做功为主，常扮演勇猛豪爽的人物。

4.**丑**　基本上是小丑角色，常因在鼻子和眼皮上涂白粉，又叫小花脸。可分为文丑和武丑。

（1）文丑　善于插科打诨，人物类型极广。

（2）武丑　精通各种武艺，扮演寂静幽默的人物。

（五）戏曲脸谱的分类

脸谱是中国戏曲中演员脸上的绘画，通过五颜六色的油彩来表现人物的角色定位和性格。

1.**红色** 表示忠贞、英勇的人物，如关羽。

2.**黑色** 表示正直、无私的人物，如包拯。

3.**蓝色** 表示勇猛、刚强的人物，如窦尔敦。

4.**绿色** 表示性格暴躁的人物，如程咬金。

5.**黄色** 表示骁勇善战的人物，如典韦。

6.**白色** 表示阴险、狡诈的人物，如曹操。

7.**紫色** 表示沉着冷静的人物，如常遇春。

8.**金银色** 表示各种神怪的形象，如二郎神。

（六）戏曲艺术的欣赏要点

1.**了解剧情** 很多戏曲都是历史剧，为了更好地了解剧情应该先熟悉历史，摸清时代背景发展的脉络及人物关系，这样才能感受到戏曲的美感。

2.**揣摩演员的表演** 熟悉戏曲基本知识，揣摩演员的表演，通过演员的肢体动作、眼神变化感受演员的表演特色。

3.**剖析戏曲的主题** 每一部戏曲都有中心思想，要细细品味其内涵，取其精华去其糟粕，分析戏曲剧目所要表现的思想内容。

目标检测

答案解析

1.戏曲脸谱的分类有哪些？请举例说明。

2.简述蒙太奇的定义及分类。

3.简述音乐的欣赏方法。

4.舞蹈有哪些分类？

5.文学欣赏的要点有哪些？

6.艺术美的基本特征是什么？

7.摄影艺术的美学特征有哪些？

8.书法的欣赏方法有哪些？

（张姝婷　赵文晴）

书网融合……

本章小结

第七章 科学美与技术美

PPT

◎ 学习目标

1.通过本章学习，重点把握科学美、技术美的内涵；医学技术美的作用；技术美的审美特性及表现形式。

2.学会应用所学知识，具有理解科学美内涵和构成因素的能力。

第一节 科学美

诺贝尔奖得主、著名物理学家杨振宁曾为"科学美"撰写过一篇文章，他写道："科学中有美，每一位科学家都有这样的感觉。"世界著名科学家、两弹一星功勋奖章获得者钱学森也曾说过："科学家并非匠人，科学家的学问中，应当有艺术，因为科学中有美感。"

一、科学美的产生及其本质

科学是人类对自然界和社会发展的内在规律与构造的探索，而技术是人类运用现有科技知识进行生产、社会活动的工具。科学技术的美，正是在这种精神与物质的创造活动中产生的。

（一）科学美的产生

意大利著名博学家达·芬奇以名画《蒙娜丽莎》闻名于世，但鲜为人知的是，在医学并不发达的15世纪，他凭借对解剖超强的洞察力，对人体研究充沛的激情，解剖了30具不同性别、年龄的人体，绘制了许多肌肉、肌腱和面部的解剖图谱，在人体解剖学上获得了很高的造诣，被誉为近代生理解剖学的开创者（图7-1）。人类的身体之美、肌肉之美、骨骼之美得以科学、客观的方式展现，以其无法抵挡的魅力，吸引着无数试图探寻其神秘之处的人们。美的世界，既是画家们不懈追求的极限，也是科学家们的穷尽毕生之理想境界。而达·芬奇则不愧为融会贯通两者之大家。

尽管到了20世纪80年代"科学美"的概念才正式被提出，但对科学是否存在美感的探讨已出现很久。西方科学审美的先驱毕达哥拉斯主张：数是一切事物的起源。"什么是最智慧的？是数；什么是最美的？是和谐。"

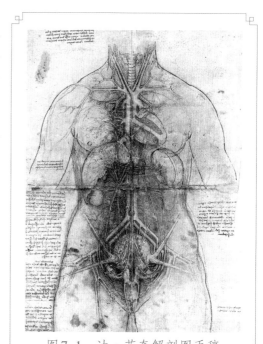

图7-1 达·芬奇解剖图手稿

科学家认为，科学中存在着美丽，有时它会引导人们走向真相。然而，作为一名科学家，他们的首要目标就是要用自己独特的方法去阐释和揭露自然界中的法则，而非关注美的研究。换句话说，美学并非他们的目标，虽然美总是存在于科学中；而美学家就不一样了，他们的追求都围绕着美的本质、来源、内涵和条件等方面展开。所以，对于"科学美"这一被美学界所公认的审美范畴，我们必须对它的相关思想进行深入的剖析和研究，才能更好地理解科学美。

（二）科学美的本质

目前，关于科学美的本质问题，有4种不同的观点。第一种观点认为，科学之美是"部分同部分，部分同整体的内在和谐"。这一观点从形式美的角度探讨了科学美的实质，但没能阐明科学美自身的特征，也无法解释主观情感导致的美感产生。第二种观点认为，科学美属于自然美。这一观点认为，科学美和自然美的审美对象是一致的，因而把科学美归入自然美的范畴。但是，这样的看法也有一些问题：①我们对自然美的鉴赏力是靠直观非理性的感受，而科学美的欣赏则无法脱离理性的判断；②科学美的审美对象之一是非自然之物的科学实验现象。因此，科学美不应完全归入自然美，应适当区分。第三种观点则认为科学美并非单纯触动感觉之美，亦非结构之美与外在之美；这种美不来源于科学本身，而是来自各部分的和谐有序，是纯粹的理性才能掌握。然而，若要了解科学美，仅依靠理性而排除感性因素并不合理。不难看出，除了运用逻辑与数学，科学研究还需要像伽利略的理想实验、法拉第的电力线设想、爱因斯坦的追光实验等形象思维的参与。而这种观点只从理性的角度来看待科学美，是不公平的。其根本原因是它将美的感受与科学认知过程中体验到的愉悦感混为一谈，因此必须将两者区别开来。康德认为，区分快感与美感的关键在于愉快感在先还是判断在先。也就是说，从愉悦的角度来评判物体的美，就是知觉的快感；在人类的各种心理机能协调地进行活动时产生的愉悦，才是美感。基于以上的看法，得出了第四种观点，科学美并非单纯的理性美，科学美感是感性和理性相互交融和统一的过程中产生的。显而易见，这一看法突出了理性的功能，显示了科学性的特征，优于前两个论点，而相比于第三个论点也强调了感性是审美的必要要素，这是事实，也符合美学界关于美的普遍理解。在对这4种观点进行研究的基础上，结合中国古典审美的"意象说"，提出以下对科学美的理解。

科学美是指主体在科学研究或学习后，通过理性与感性的相互交融而形成的一种审美意象，它是在科学知识的基础上，通过对科学形象的重新创造，形成了一个情、景、理相互交融的感性世界。例如心脏搏动的韵律之美，非医学专业从业者也可以感受到心脏搏动之韵律性带来的生命力量之美的体验，但在此所构成的审美意象仅仅是一种人类共有的，对生命活力之美的感性意象。在科学家运用医学科学方法研究出其节律性产生的原因后，医学专业从业者通过学习得以掌握第一心音、第二心音、第三心音、第四心音的产生原理，将会对心脏搏动韵律的意象进行重新构建，即理性的再创造，使它与过去感性的理解融合在一起，这就是科学之美。显而易见，相较于与前述的4种科学美之观，科学美的意象说融合了审美主体和客体双方面的因素，既有科学美的感性理解，又有理性体验，能够更好地阐释实际条件下的科学美，也能合理地解释科学美学中出现的一系列问题。

二、科学审美的特性及其作用

科学审美的形成是由感性与理性的有机结合而形成。学习人体解剖学是每一位医学生的必经之路。在学习这门课之前，很多同学都会产生新奇甚至恐惧的心理，并不会产生人体之美的想法，甚至会流传许多关于解剖教室的不实传言。然而医学生们一旦真正进入了人体解剖学的学习，将会逐渐领悟到人体之美。例如从矢状面观察，人体脊柱存在4个生理性弯曲，称之为脊柱的4个生理曲度，分别是颈曲向前、胸曲向后、腰曲向前、骶曲向后，类似于"S"形（图7-2）。从感性的角度理解，这种"S"形的生理曲度在视觉上给人以流畅、顺滑而无阻滞之感，得以维持人体中轴形态；而从理性的角度来看，生理曲度的"S"形就像弹簧一般，具有支撑、缓冲双重作用，当人体不慎于高处坠落时，能够缓冲内脏器官。但非医学专业从业者呢？非但不一定会体验到这种感性与理性交融的科学之美，反而可能产生神秘、紧张、害怕心理。那么，普通人能否从中获得美感，能否提升自己的科学审美呢？

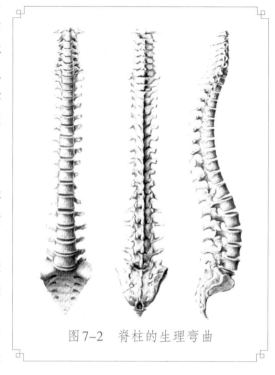

图7-2 脊柱的生理弯曲

（一）科学审美的特性

审美是一种贯穿人类物质与精神生活的生命活动与存在形式。科学美使人类得以超越物质的功利，超越人与物之间的对立，达到超越物欲的目的，从而得到精神自由，完整而充分地体现人性。科学审美实践既能为人类的审美发展提供知识、营养和价值，又能满足其社会心理的发展与成熟。

不同学科的审美特性是不一样的。比如，数学是一门关于客观世界中存在的空间形态与数量关系的学科。数学是"美的王国"，数量、形态、比例、抽象、逻辑、符号、和谐、对称、秩序、统一等都表现出不同的美。物理学之美，在于物质现象之美，例如，万花筒利用光的反射形成千变万化不同的图像，体现出物理法则下的科学之美。而医学之美，指的是医疗领域中的美，与医疗、健康、预防保健相结合的意象。而化学、生物学等科学都具有其特有之美，并以其无与伦比的吸引力，吸引着许多科学家去探索，并试图通过其理论上的美感中加以表现。科学审美的这种特性主要表现在以下3个方面。

1.简单性 尽管科学与艺术在其审美创造过程中都十分复杂，需要结合感性、理性的认知与感悟，但归根结底，科学与艺术审美都遵循着一个同样简单的原则，那就是以最小的物质和最简练的方式达到终极目的。简单是科学方法中的一个非常基本的原理，它对科学与艺术的审美创造具有极其重要的意义，它是人类2000多年实践与认知活动的结晶。老子的《道德经》所著"道生一，一生二，二生三，三生万物"，是中国古代宇宙生成论集大成者，体现了宇宙从虚无到现实，由简单到复杂的发展历程。这种简明性原则从古至今，无论中西都存在，例如爱因斯坦最著名的公式$E=mc^2$，只有三个字母，极其简洁明了，却深刻揭示了物质质量与能量的关系，揭示了自然界微观、宏观、宇观无数质能变化的规律，是成就其狭义相对论中最重要的推论，具有很高的审美价值。

简单并不是单纯的形式，还包含了逻辑上的简化。而在简单的审美准则的指引下，用最小的逻辑要素来表述最广泛的法则，这就是科学家所要寻求的。

2.和谐性 科学创造与艺术创作有共同之处，即都是要在混乱中找到秩序，在杂乱中看到统一，在现象中显出本质，都想要达到认识和改造这个世界的目的。因为文化艺术具有和谐性，当科学家们在科学领域思考人与自然的关系这一具有哲学意义的问题时，他们已经不知不觉地跨进艺术领域。就在这时，美也被科学家们发现了。"美的主要形式是秩序、匀称和清晰，只有数学才能证明。""行医是一门艺术，而不是一种买卖，是一个使命，而不是一种行业。在这个使命当中，用心如同用脑。"就像爱因斯坦，他将对自然的对称与和谐的探索视为"恒久忍耐之源"；20世纪杰出的理论物理学家韦尔曾说过："我的工作一直试图将真实与美结合，但若要从二者中取舍，我总会选美。"

3.对称性　在对自然和美学的长期认知过程中，人类形成了对称性这种古老的概念。追溯至人类的原始时代，可以发现对称性思维的起源。古希腊毕达哥拉斯学派最早对对称性问题进行理论研究。在我国古典主义艺术中，整齐性和对称性也是审美的基本准则。对称的形式美规律不仅在艺术上，在科学审美中也有着重要的作用。例如英国17世纪著名的生理学家和医生威廉·哈维为了研究人体血液循环进行了心脏解剖，发现人体的心脏分为4个腔室，分别是左心房、左心室、右心房、右心室。这体现了器官内部的对称性，但凡胚胎在发育过程中，其中一个腔室发育异常，都可能导致单心室或者单心房的出现，出生后若不接受外科手术治疗，患者的生命将十分短暂。

（二）科学审美的作用

1.动力作用　对科学现象中的美的兴趣、好奇，能激发科学家的求知欲，激发其持续的推动力，激发其创新思考与想象力。在科学现象的复杂性面前，科学家们总是在探索其内在的法则，并努力建立一种最精确、最简洁、最概括的方式，来传递自然规律。爱因斯坦在理论构建时，非常注重审美动机，认为美丽的数学形态与真实的物质世界之间必然存在某种联系。对科学理论的不断完善，是科学家们进行科学创新的永恒动力。许多科学家都自觉地根据美学的价值标准，根据美的规律进行科学的研究和创作，认为科学的理论应当是真实与美共存的。

2.启迪作用　美不能独立存在，而是以事物的形态呈现，所以它具有感性的直观体验。中国肝脏外科之父吴孟超院士，创造性地提出了肝脏"五叶四段"新见解，发明了"常温下间歇性肝门阻断切肝法"。有幸得以目睹吴院士为患者做高难度巨大肝癌手术的浙大附二院王伟林教授评价道："在观摩手术的过程中，我发现吴老的状态非常好，动作敏捷，手术做得非常细致、漂亮。"吴院士的手术之美启发了无数像王伟林教授一样的医学后辈们，不断追求手术的做细、做精、做好。

素质提升

肝脏"五叶四段"的探索之路

由于肝脏内部解剖结构复杂、管道纵横交错，我国的肝脏外科领域一直处于"无人区"状态。为了攻克这道难关，创造属于中国人自己的科研历史，1959年，吴孟超带领攻克肝脏外科"三人小组"利用制作乒乓球的原材料赛璐珞，在其中添加红、蓝、白、黄等几种色料，分别从肝脏的肝动脉、肝静脉、门静脉和胆管注入，成功制作出中国第一具结构完整的肝脏管道铸型模型。以此为基础，吴孟超继续制作多个标本，达到了对肝脏内部构造、血管胆管走行了如指掌的程度，并创造性地提出了人体肝脏"五叶四段"解剖学理论。但他的创新和探索并不止步于此，随后又发明了"常温下间歇性肝门阻断切肝法"。吴老理论与实践的双重创新开创了全新局面，带领中国肝脏外科攀向更高峰。

3.科学预构作用　审美预构是指在缺乏科学资料和实验设备的条件下，科学家从有关领域中的事物的美学特征出发，通过"美"来引导科学理论。真正的科学理论一定是美的，看似杂乱无章的科学现象，其背后必然是和谐、有序的关系与互动，具有简单、和谐、对称的美学特性。

20世纪最伟大的发明——DNA双螺旋结构的发明过程就体现了审美的科学预构性。1953年，詹姆斯·沃森与弗朗西斯·克里克在前人的基础上，从目前所掌握的物质和美学经验出发，利用金属板和电线，搭建出DNA双螺旋结构模型：螺旋外侧由磷酸根构成两条相反的多核苷酸链骨架；螺旋内部由碱基成对排列，两两对应。从而开创了分子生物学的新时代，使基因研究进入了分子层面，揭开了"生命之谜"。

对科学之美的求知欲和好奇心作为一种精神动力，促使科学家不断地探寻宇宙之谜，发掘其规律，开创新的研究。与此同时，科学成果也将进一步提升美学的涵盖范围。因此，科研人员在从事科研工作时，应当注意追求真理和美感的辩证统一。

（三）医学生科学审美的良好习惯

现代医学美学包含两层意思：① "自然之美"，即人体的生命力自身的美，包括身体的形态美和健康美；② "人工之美"，即通过医疗手段来修复、再造或创造身体之美。总之，医学美学的核心是以"健康而有生命活力的美感"为内涵的医学人体美。

马斯洛的五大需求理论认为人的需求主要有生理需求、安全需求、情感和归属需求、尊重需求、自我实现需求。自我实现被视为最高的需求。医学生要想真正实现自己的价值，就要在医学实践过程中不断地提升自己的内在美、外在美和美学素养。对于医学专业来说，审美需求的必要性显而易见，医学院校学生的审美需求是在医学实践与社会交往过程中产生的，它把保持人体健康作为最高的美学需求。现代医学是一门多学科交叉、渗透、融合的学科，医学生除了要有一定的医学理论基础，还要对人文社会科学、自然科学等方面的知识进行深入的研究，从而达到内外美的和谐统一，为人类的健康事业做出更大的贡献。

临床医学工作的本质就是为了保持和塑造人体美，因此，各个医疗环节中都在追求一个和谐统一、协调完整的整体，一个器官的组织结构出现问题，将导致对人体整体美的伤害与破坏。"求美"是每个医学生在医疗过程中必备的基本素质。具体来说，在临床实际操作中，除了要保证患者的基本健康，还要充分考虑、重视患者的审美需求，并根据患者的实际情况，选择合适的手术方案或用药方式，以达到不影响患者身体美和功能美的目的。

美容医学的出现与发展，使医学美学理论得到了高速的发展。美容外科、美容皮肤科、美容牙科、中医美容等美容医学的各个分支学科在临床上的应用，促进了医学美学的发展。同时，医学美学也在推动各学科的相互影响和发展。在医学美学思想的指引下，我国的许多整形外科医生都在进行着临床上的医学美学实践。成功的整形外科医生，必然同时也是具有良好审美且技艺高超的"艺术家"。

总之，美学已经成为医学教育的一个重要组成部分，它推动着医学教育的整体发展，医学美学的发展必然也会推动医学科学和教育更长足的发展。

第二节 技术美

20世纪90年代，外科微创技术开始兴起并迅猛发展，让许多患者不用再经历痛苦的横切口或者纵切口，微创、无创技术带来了更多的人性化和人情味的体验，降低了患者身体和心灵的创伤，充分体现了技术之美。

一、概述

大家熟知的达·芬奇手术机器人是首个应用于临床的机器人，它分为医师操作台、床旁机械臂、图像处理平台三大模块，手术时，手术医生并不直接接触患者，而是在医师操作台操作器械和镜头，控制机器人的床旁机械臂在患者的胸腔、腹腔或盆腔进行手术，机器人的机械臂上有一个可以转动的关节，比人类的手臂要小得多，能够帮助医生更精细地处理复杂的问题。而图像处理平台则实时监控、传

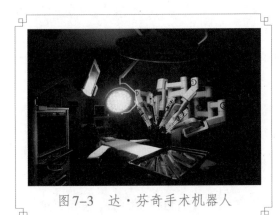

图7-3 达·芬奇手术机器人

输术中图像信息，连头发丝般细小的血管都能清楚地记录并传输给医生看到。达·芬奇手术机器人外科手术大大地减少了患者的痛苦，减少术中失血、术后并发症及感染的风险，同时缩短了患者住院时间，帮助其更快速地回归日常的生活状态，改善生活的品质（图7-3）。可以说，减少患者痛苦、提升医学技术的理念是医学发展至今不断追求的技术美。

在现代科学技术的快速发展中，技术美在生产技术中的运用，使得技术和审美有机地融合在了一起，对人类的生产劳动过程和结果的审美进行有机研究。

二、技术美的审美特征

科技之美是工业时代的产物，是人的精神生活的结晶。技术美的前提一定是有用。一把手术刀，如果不够能够锋利、精准地切除病灶，完成它的使命，就算打磨得再精致，也不能称之为美。没有技术成分的创作，并不能达到技术层面的审美，只能从艺术层面去审美。因此，技术的表达本身也是一种美学价值，是"技术美"的体现。

技术之美，其特点是其功能的表现力，不管是在动态的还是静止的产品中，都能显示出其内在的力量。高耸入云的铁塔，让人的目光投向了天空，让人的灵魂变得更加强大；跨江的桥梁将两岸相连，使得公路能够穿越障碍。在这种静态的表达形式中，显示出一种动态的、充满力量的美。这就是技术的力量。

三、医学技术美的功能及实践途径

医学技术美是医学与美学的有机统一，它是对医学领域中所涉及的美以及美的规律进行研究的一门科学。它不但把身体的形式美法则运用于美容医学中，还广泛应用于临床、预防、康复等领域。几十年来，在中国美容医学的学科发展过程中，医学美学的功能表现如下：①以"维护、修复、塑造人体美"为中心的美容医学学科宗旨，促使整形美容、皮肤美容、口腔美容和中医美容等相关分支重组为美容医学整体学科；②将医学人体美作为一门学科的指导原则和基本的操作技巧，并在此基础上达到一定的成果；③医学美学观与美容医学应用的深度融合，促进美容心理学、美容医事法律、美容医学伦理学等新的分支学科的形成与发展。因而，医学美学思想丰富美容医学学科的内涵；同时，美容医学学科的发展也为医学美学的研究提供了新的思路。

四、审美治疗

20世纪80年代中期，我国医学美学领域的专家们提出医学审美治疗。与常规的物理或化学疗法相比，医学审美治疗不仅涉及医学美学的理论问题，还涉及医学美学在临床上的运用，是一种审美艺术医用治疗方法。这种治疗方式的主要特点是根据患者的生理和心理特征，采用医学美学的原理和方法，对患者进行有针对性的治疗。通过调节患者的身心状态，激活其生理节律体系，提高其对战胜疾病的信心和勇气，增强其免疫力，缓解紧张、痛苦等不良体验，从而达到治疗患者疾病，并增进其身心健康的目的。

目前，医学审美治疗作为现代治疗的一种重要手段，在实际工作中得到了广泛的应用。在国外，近几年来，已经有许多专业的医疗机构和诊所，运用音乐、戏剧、舞蹈、色彩、绘画等理论和技术，进行医学审美治疗。在我国，由于医学美学与美容医学的迅猛发展，许多医院都设立了音乐、绘画等医学审美治疗室，以满足患者审美治疗的需求，并获得了良好的疗效。因此，医学审美治疗是伴随医学模式的现代化、医学美学在世界范围内迅速发展而产生的一种全新的医学治疗方法，基于其复杂的生理、心理基础，成为对传统医学理念的一种更新，是现代医学发展的一种必然。

1.**色彩艺术疗法**　运用色彩艺术心理学的原理，使患者通过看不同的颜色而受到不同的色彩刺激，从而达到治疗的目的。其原理在于，色彩的本质是电磁波，每一种颜色的频率不同，皮肤会随之接触到不同频率的色彩，产生不同的反应，对人体的某些特定器官甚至精神起作用。例如，橙色可以起到很好的稳定情绪的作用；红色可以促进血液循环；黄色能促进新陈代谢，强化神经系统；蓝色能镇定中枢神经系统，降低血压，减慢心率等；绿色能促进胆汁分泌；紫色对淋巴系统有很好的疗效；淡黄绿色可以抑制冲动，预防焦躁；淡青色能让人心情舒畅，增加食欲，增强免疫力；粉色能让愤怒的情绪得以平复。色彩艺术疗法以此理论为依据，调节人体的身心状态，以达到治疗的目的。

在色彩艺术疗法的指导下，大量的色彩美容器材应运而生，并在观念和方法上进行不断创新。例如，彩色美容水晶棒、彩光美白嫩肤治疗仪和彩色桑拿房等。

2.**视觉艺术疗法**　不等同于色彩艺术疗法，人类能通过视觉分辨外部环境的明、暗、色的特性。人类最主要的审美形式是通过视觉完成的，当看到黑色时，会产生寒冷之感；当看到艳丽的色彩时，会产生悦动之感。这就是视觉效果对人心理和身体的影响。

在医学审美治疗实践中，可以运用书法、绘画、舞蹈、电影、戏剧、雕塑、摄影、建筑、工艺等方式进行视觉艺术疗法，以达到治疗的目的。

3.**听觉艺术疗法**　医学审美治疗的另一种常用治疗手段是听觉艺术疗法，包括音乐艺术疗法、阅读疗法、语音疗法及谈话疗法。根据《格式塔心理学》的观点，音乐是一种听觉的艺术，它与人类的心理有着同构的联系。早在春秋时期，秦国名医医和为晋平公治病时，就对音乐与身心健康的关系进行了深入的探讨，并阐明了哪些音乐有益于身心健康，哪些音乐对身体和心理是不利的。医和还将音乐与天地、人体、身心健康联系在一起，他说："天有六气，降生五味，发为五色，征为五声，淫生六疾。"音乐能让患者表现出他们的潜意识及潜意识之中的情绪，或者唤醒被遗忘的回忆。它可以使不愉快、压抑和难以描述的不良情绪得以用愉快、完善的形式表达出来。

目标检测

答案解析

1.科学美具有哪些特征？
2.医学技术美的实践途径有哪些？

（朱书钮）

书网融合……

本章小结

第八章　医护职业精神美的塑造

PPT

◎ 学习目标

　　1.通过本章学习，重点把握医护美的概念；医护人员的职业美；医学审美修养的概念、主要任务及内涵特征；医院的审美环境；医学审美教育的性质、途径和意义。

　　2.学会建立正确的医学审美观，培育医学美的感受能力，提高医学美的欣赏和创造能力；具有医学审美创造的能力，在实际生活中更好地感受美。

第一节　医护美概述

一、医护美的概念与范畴

　　什么是医护美？医护美是将医学、护理学、美学的相关基本理论与技术相融合，研究医学实践中的美学问题、美学现象以及医生、护士审美规律的一门新兴学科。它以马克思主义美学的基本原理为指导，借鉴医学、护理学、人文科学、社会科学等诸多学科的理论方法和研究成果，从人、环境、健康、医学的角度出发，以医护审美为核心，研究医学实践中的美学问题与医生、护士审美观，探究医护美的现象、医护审美的发生、发展及其一般规律。

　　医护美学有着至关重要的地位，医护美学是医学领域中的人文科学，在这门学科中有着医学的社会文化、历史和人生的哲理，医学事业为人类健康奉献的智慧，以及医护美学所预期塑造的专业形象。其理论体系中包含哲学理论渊源和美学的基本原理，显现着与其他学科的关联性。医护美学的研究对象是医护美、医护人体美、医护审美教育。

二、医护美学的研究对象

　　1.医护美　是特定领域的美，是动人的美，是该领域中一切活动所显现出来的美，体现在两个方面：①医学理论体系结构中所体现出来的系统化、规范化、层次化的一切理性美的总和；②由医护人员在创造性医学实践中所体现出的感性美，包括医护服务对象美、人体美以及在追求和维护人体美的过程中显现出来的，一切有助于人体美的医护理论体系、周围环境、技术操作、医护的职业形象的美等。

　　2.医护人体美　人体美与医护美有什么不同呢？人体美是人体作为审美对象所具有的美，这种美的包含面是广泛的，是指人体在形式结构、生理功能、心理过程和社会适应方面均处于健康状态下的，合乎目的的协调、匀称、和谐与统一。人类的生存、延续，生活的幸福都需要医护美，医护的目的是满足人的健康需要，保护人类健康，实现人体的健康之美。不论是形象上，还是功能上，达到内在的和谐统一和外在的均衡对称。

3. 医护审美教育 审美教育十分重要，审美也是一种技能，医护美学研究的核心是医护审美教育。重点研究培养的是审美教育的特点、内容、方法、培养目标等，将经验系统化、理论化，通过审美教育使医护人员具有良好的职业形象和行为，更好地指导医学实践。

三、医护美的形成与发展

1. 医护美的形成 美是怎么形成的呢？医学的发展历程为医护美学的建立奠定了基础，美学研究领域的扩大为医护美学的形成提供了条件。各学科间的横向渗透，已经是当代美学的一大发展趋势，也是潮流趋势。医学、护理学作为医学科学的重要组成部分，也必然要建立自己的美学理论体系，这不仅关系到促进和维护人类的健康问题，也关系到医学、护理学科的发展和地位。美学分支学科的建立和有关自然学科、社会人文学科的现代成果，为医护美学的建立提供了坚实的理论基础和可供借鉴的成功经验。医学高等教育的发展，使美学成为一门不可缺少的专业理论课程。社会对高层次医护人才的需求迫使医学教育加强人文学科的建设，提高医护人员的人文素质。

2. 医护美学学科的发展 医护美学思想是随着人类医学活动的产生和发展而展开的，也是新时代所需要的。20世纪80年代中期，美容热潮在神州大地上逐渐兴起，这种现象引起了敏锐的学者们的高度重视。这时，我国一批临床医学专家、理论医学专家以及一些美学家，为了促使"医学"与"美学"的系统性结合，更有效地指导医学审美实践，特别是美容和美容医学的审美实践，率先提出了医学美学的概念，医护美学作为其中一个分支得到发展，成为一门独立学科。

第二节 医护人员的职业美

各行各业，职责不同，但美仍是内心所追求的灵魂，医护的职业美是指医护自身的整体形象，医护美的举止言谈、美的动作、美的妆容、美的品德是医护内在美与外在美和谐、统一、有机的结合，共同构成了医护的职业美。美好的形象、得体的妆容、亲切的话语、适度的肢体语言和对患者尊重的态度等都将对于良好地处理医患关系起到积极作用，医护规范，适度、得体的言谈与举止，如同一剂良药使患者从心理上得到安慰与关怀。不少学者研究发现，医护人员良好的言行对患者的康复起着积极作用。

此外，对于医护职业美的要求将直接影响医院给公众留下的印象，好的服务带来美的感受，同时也决定医院的整体形象。医护职业美还直接影响社会对医护职业的评价和医护在社会中的地位。

一、医护的内在美

什么是医护的内在美？内在美是重要的人格品质，内在美主要表现为高度负责的品质、认真踏实的工作态度、忘我的献身精神和精益求精的专业技术，是人的思想、品德、情操、性格等内在素质的具体体现。正确的人生观和人生理想，高尚的品德和情操，丰富的学识和修养，构成一个人的内在美。内在美体现了人的本质之美，也体现社会美的本质，对一个人的素质起着决定性的作用。医护的内在美是通过美的道德、美的情操和救死扶伤、甘于奉献的美的精神来展现的。

人的内在美是指人内心世界的美，也叫心灵美，这种美是高尚的。从美容理论角度来看，就是高尚的职业道德和情操。道德品质是指一定社会或一定阶段的道德原则、规范在个人身上的体现和凝结，是处理个人与他人、个人与社会一系列行为中所表现出来的比较稳定的特征和倾向。医护的职业道德是指医护在医疗卫生工作实践中应该遵守的，主要依靠社会舆论、传统习惯和内心信念来维持的行为规范的总和，是一般社会道德在医学领域中的个体体现。医护职业道德在调节医患关系中体现了善待生命、善待患者的理念。医护需在自身内在美的修养中通过学习社会主义道德、职业道德，以其潜移默化的作用，对患者友善、礼貌，在任何情况下都保持高尚的品德；言而有信，尽职尽责，让人了解你的可靠性；乐于学习，健全心智，提高气质，可使医护的内在形象美更加突现，使这种高尚的职业道德与情操，在救死扶伤的奉献精神引领下影响更多的人。在工作中用真挚的情感、真诚的关心、无私的帮助与无微不至的关怀，构建和谐、温馨的医患关系。医护人员每天都面对不同的患者，工作总是处在紧张、繁忙之中，要始终保持美的语言、美的表情，在日常医护工作中积累经验，乐于奉献，收获快乐。对于医护来说，高尚的医德和精湛的医术同样重要，只有德才兼备，才能在工作中对医术精益求精、全心全意地为患者服务，设身处地地为患者着想。

素质提升

中国口腔护理"第一人"——李秀娥

2005年，李秀娥还是北京大学口腔医院的一名普通护士，仅仅用了10年，她荣获"全国优秀护理部主任"称号，成为北京大学护理学院的硕士生导师、中华护理学会口腔科专业委员会主任委员。10年间，她在医学核心期刊上发表50余篇论文，承担8项科研项目，编写16部书籍。能够得到如此快速的成长，归功于她志于护理、精于护理、爱于护理的爱岗敬业精神，以及为每一个患者服务好的奉献之心。随着人民群众对口腔护理质量的要求越来越高，对口腔护理行业的需求越来越多，她和伙伴们创新护理服务模式，精准地对接群众多样化、差异化的健康需求。为了让自己尽快适应门诊的轮转学习，她的业余时间基本都是在图书馆度过的。正是因为认真积极的学习态度和勤奋钻研的韧劲，她才由一名口腔护理的"门外汉"迅速成长为口腔护理专家。

二、医护的外在美

外在美通常指的是什么呢？仅仅是外在吗？当然不是，医护人员的外在美，是紧扣医学职业特点并为这一职业所必需的美，是在医学执业活动中，最有助于患者和社会人群的心境和谐，并对疾病的治疗、转归和维护健康最能起有益作用的那部分外在美。主要表现为仪表美、语言美、行为美、生活情趣美、形态美等。

1.**医护人员的仪表美** 仪表是最基础的礼貌，人的仪表是第一精神面貌，是容貌、衣着、举止、表情各因素的统一，是一个人最先呈现在他人面前的外部形象。医护人员的仪表美，不仅能直接显示和衬托出外在美，一定程度上还折射出医护人员的内在美。应装扮得体、适时、从俗，要从实际出发，反映出职业特色。医务人员的服装应整洁，衣物勤换勤洗；表情应做到自然亲切，医护人员亲切、自然的表情对患者是一份慰藉，有助于减轻痛苦，消除隔阂，缓解患者疑虑，增强患者与疾病做斗争的勇气。此外，医护人员还应举止端庄，才能获得患者的崇敬。不端庄的举止会令患者反感，甚至导致误诊错治，发生重大医疗事故。

2.医护人员的语言美　温暖的语言是最善良的良药，语言是社会交往、沟通思想和联络感情的工具，社会的发展和繁荣依赖于这一工具。由于地理、社会历史、劳动生产等因素，世界上各民族、各地区形成各自的语言和文字。同一国家或民族内，从事不同职业的人还从各自专业需要出发运用特定的语言，因而语言还被打上了职业特色的标记。对医务人员语言美的基本要求包括以下几点。

（1）准确　是医疗卫生的特殊性决定的。在工作中，医护与患者的接触最密切，使用最多的就是语言。语言要准确、说出的话语才会感情丰富，使人感觉体贴温暖。准确，是以真实性为基础的，主要指尊重事实，以及概念正确，判断恰当，推理合乎逻辑。诊病、治病是来不得半点马虎的。填写病历、表达诊断见解、处方上使用的语言都要准确，处理医嘱和交接班上使用的语言也要准确。文字和口头语言的使用都应使护理、医技、接班医师等能明白无误地领会和掌握，并应使患者能切实地遵照执行。在做各种治疗操作时要做到语言通俗明确、充满信心，以取得患者的信任和合作。在工作中一定要注意语言沟通技巧，把握好语言交流艺术，以取得患者的信任、尊重和支持。

（2）简洁　语言简洁是一种说话的艺术技巧，它体现了美。当面对患者时讲话的态度要自然、诚恳，语气要和蔼、平缓，语言表达要清晰、明了、得体，正视对方；耐心倾听对方的谈话，不轻易打断和随便插话；明确患者的需求后要用简洁、明了的话语，给予患者帮助。患者精神萎靡、情绪恶劣需要清静，话多厌烦损耗精神，对康复不利。而医务人员为了了解病因，掌握患者的心理状态，以便对症施治，免不了要交谈，为缩小医患间的这一矛盾，医务人员就应学会长话短说，不是很必要的就暂时不说，缩短谈话时间，对于重症患者尤其必要。

（3）感情丰富　医务人员唯有热爱自己的职业，才能做到语言感情丰富。伤病患者的形象是丑陋的：面黄肌瘦、肢体扭曲、痛苦不堪、血肉模糊、精神萎靡、奄奄一息。总之，与常人形象都有不同程度的差距，没有强烈的职业使命感，没有对患者不幸深切的同情心，是难以做到语言感情丰富的。感情丰富的语言能使患者伤痛减轻，适宜的慰藉和鼓励有助于安定患者情绪，增强其治疗信心。医务人员必须避免语言枯燥、不耐烦，因为这只能助长患者的烦躁、不安，对疾病的转归有害。

（4）幽默　语言的幽默，是人类社会生活的需要，它能调剂精神，丰富生活内容，增加人们相互间的理解，密切人际关系。高雅、幽默和机智的谈吐，是博学多识和才思敏捷的表现。它在医疗工作中也很有用处。在了解病情的过程中，有时说一两句恰当的幽默话，可以融洽医患关系，放松患者的紧张情绪，甚至解开患者的思想疙瘩，有益于病情转归。

3.医务人员的行为美　一言一行皆为风范，医疗卫生以人体为重要对象，医护人员首先要做到认真细致，这是一种求实作风，是高度职业责任心的表现，任何工作都需要这样一种行为美。关系人的健康和生命的医疗卫生工作更少不得它。许多疾病的症状都有相似之处，诊治中不能大意。否则，会导致误诊错治，给患者带来痛苦、不幸，也违背医务人员的初衷。其次，医护人员需要具备镇定从容的行为美。医护人员镇定从容，可缓解患者、家属的焦虑，对治疗有益。

第三节　医院的环境美

一、医院的审美环境

环境影响心境，环境的美好是心情愉悦的关键，医院是患者接受诊疗、护理及休养的场所，医院环境对患者心理状态具有很大的影响。不良的医院环境会使患者烦躁，影响疾病的恢复。而优质的环境可以使患者以良好的心境接受医疗和护理，促进康复。秀丽、宁静的环境，清洁、安静、安全的病房，适宜的光照、温度、湿度，方便、适用、洁净的卫生设施，清新的空气，整洁的床单，是医护人员应尽力为患者营造的美好自然环境及社会环境，使患者在视觉上感到整洁美观，听觉上安宁心静，使整个医疗环境呈现洁净整齐、协调统一、舒适安全的环境美。除此之外，还要注意与患者的沟通及健康教育，建立良好的医护关系，使患者情感上亲切温暖。形成整体协调、配合默契的最佳医疗效果，激发患者对美好生活的向往。

二、美学在医护人员工作中的应用

生活中处处有美学，除医院环境美学布局的共同要求外，医院内各科室还应结合其医疗的具体特点，满足不同的美学要求。

（一）重症监护病房（ICU）环境的美学要求

ICU是对危重症患者集中救治的特殊场所，是一种现代化的先进医疗组织形式。在人力、物力和技术上给予死亡线上挣扎的危重症患者最佳保障，以期得到良好的救治效果。因此，医护人员创造安全、舒适的环境，对保障和促进患者的康复有着重大的意义。

1.重症监护病房（ICU）工作的特点 ICU的特点是危重症患者多、医疗介入面广、技术要求高。ICU的医护人员的主要任务是对危重症患者进行严密监测与治疗、护理，使患者度过危险期，为以后的逐步康复创造条件。这就要求医护人员能在危急的时候反应敏捷，能紧急处理各种突发事项。又能在常规工作中细致周到，具备较强的洞察能力和综合分析判断能力。

2.重症监护病房（ICU）审美环境的营造 ICU对大多数患者而言，意味着疾病的严重、死亡的阴影、冰冷的器械，是一个具有沉重的气氛，使患者生理与心理极不舒适的场所。因此，为了能解除患者的心理压力，需使ICU病房充满生活气息，这样有利于患者在温馨美好的环境中早日康复。理想的ICU病房应宽敞明亮，湿度、温度光线均可调控；病房安静，隔音效果好，机械声、报警声、谈话声尽量降低；墙壁可粉刷成粉蓝色，适当摆放艺术画、花草。医护人员为患者提供舒适的物理环境，有利于患者的静养，稳定其焦躁不安的情绪，减轻压抑感。

（二）手术室环境的美学要求

手术室也应该是有温度的！手术室是患者接受手术治疗的场所，担负着手术治疗和抢救患者的重要任务。手术治疗关系到医院的诊疗水平和医疗质量，是评价医疗质量和社会效果的重要指标，是医院的重要技术部门。

1.手术室工作的特点 手术室的医疗工作特点是业务面广，技术性强，无菌技术操作严格，节奏紧张，工作繁重。作为一名手术室医护人员，不仅需要具备娴熟的技术、严谨的工作作风、准确无误的协调配合能力，还要从患者的需要出发，关爱患者，消除患者的紧张、恐惧的心理，让患者有信赖感和安全感，增强患者战胜疾病的信心，高质量地完成手术，确保患者安全，使其能早日康复。

2.手术室审美环境的营造 良好的环境是美好生活的开始，为了能激发医护人员主观能动性，发挥更好的工作效能，消除患者紧张恐惧的情绪，增添手术成功的信心，优雅、明亮、安静、愉悦的手术环境非常重要。除此以外，在手术床、手术用被等上面套上浅蓝色的布罩，手术间窗帘用淡雅的花色，手术室可以播放悦耳的轻音乐等，能够增加手术室的温馨感，给患者带来平静、安宁的心情，进而减轻患者的焦虑与紧张。手术室医护人员的形象、言谈、举止对手术患者的心理都可以产生直接或间接的影响，良好的礼仪规范与得体的行为举止，才能唤起患者的美感，令其暂时淡忘对手术的恐惧心理。术前了解其心理状态与需要，及时沟通，随时解决患者的各种问题，让患者在陌生的环境中感觉亲切温暖。

（三）儿科病房环境的美学要求

儿童对于美的要求是不一样的感觉，是温馨又带有童趣的，儿童无论在躯体、心理方面，还是疾病的发生、发展、转归、预防等方面都异于成人。因此，儿科医护人员应从儿童的特点出发，调整审美情趣，以便更好地促进患儿的康复和成长。

1.儿科病房工作的特点　儿童的特点是天真活泼好动，生活自理能力差，情绪不稳定，容易紧张哭闹。再加上对医护人员、医疗和护理操作、医院环境的恐惧感，配合治疗和护理的难度大，对疾病的恢复不利。因此，针对不同年龄的患儿，医护人员应观察分析患儿的心理需求，与患儿密切配合，帮助患儿适应医院环境，为患儿创建一个色彩斑斓、快乐温馨的儿童乐园式的儿科病房。

2.儿科病房审美环境的营造　营造童趣的病房也是治疗手段的一种，儿科病房应在感官上能给患儿产生一种居家的感觉。例如墙壁可以选择柔和的颜色，使用彩色的，印有动物、几何图案的床上用品。房间内放置儿童喜爱的彩球、娃娃、动物玩具。医护人员也应着温馨颜色的服装，面带微笑，用亲切的话语、轻巧的操作服务患儿，从而缩短与患儿间的距离，为患儿提供舒适、完善的就医环境，消除患儿的恐惧心理，不断提高医护的服务质量。

（四）产科环境的审美要求

1.产科工作的特点　产科的工作是伟大的，在产科护理工作中，护理对象既包括母亲，也包括胎儿与新生儿，这两者在生理与病理变化上既相互独立也相互影响。作为产科医护人员，在考虑治疗措施时，既要保护孕产妇健康、安全，也要保障胎儿在宫内的正常发育以及新生儿的健康。两者同样重要而且息息相关。在产科的工作中，不同期的女性有着不同的生理和心理的变化，容易出现害羞、焦虑、紧张、情绪不稳定等心理问题；同时还会遇到许多涉及个人隐私的问题，护士应特别注意给予保护。

2.产科审美环境的营造　产科的环境是迎接新生命的开始，为适应医学模式的转变，以及社会发展中人们对生育需求的变化，现代产科的医疗模式也逐渐扩大到"以家庭为中心"的产科模式。

（1）强调家庭成员的积极参与　孕妇怀孕期间在心理存在焦虑情绪，更需要家人的陪伴、友人的探望，以减轻其孤独与焦虑的情绪。鼓励孕妇的亲人，积极参与孕妇的生育过程，全程为其提供心理支持，给予孕妇更多的关爱。

（2）设立个性化的分娩环境　产科病房应为孕产妇提供便利的生活及治疗条件，降低产妇与家庭成员的焦虑和恐惧，营造与家庭环境相仿的待产、分娩单位，满足孕产妇的个性化需求。

（3）科学强调"母婴同室"　产后父母与新生儿的早期接触与"母婴同室"，有利于产妇的产后康复，增进母婴之间的感情，促进婴儿的生长发育。同时应加强病房环境的管理，注意保持病房空气流通，每日定期进行空气和物品的消毒；新生儿物品均应消毒；加强探视制度的管理等，以保证母婴病室的安全和谐舒适，为母婴创造最佳的休养环境。

（4）体现人文关怀　以母婴安全为核心，注重细节，推出人文关怀服务。如卫生间里的淋浴器旁边安装扶手，以便虚弱的产妇可以坐着洗澡；将所有的钢化玻璃换成布帘以免产妇撞伤；盥洗间提供全能化的自动调温和喷水坐厕，便于清洗产妇自然分娩后的伤口。

（5）病区的色彩　病区采用粉色系列，医护的服饰最好以粉色或小碎花为主，为患者创造温馨的视觉效应，消除待产孕妇的紧张心理，带给产妇及家属心理上的美感。

（五）急诊科环境的审美要求

急诊科是医院总体工作的缩影，直接反映了医院的急救医疗工作质量和人员素质水平。

1.急诊科护理工作的特点　救人一命，万分感激，急诊患者病情危重、救治复杂、随机流动性大，抢救过程要连续，工作难度大、压力大。医护人员的素质和技术水平的高低直接关系到急救工作的质量。不仅需要医护人员具有各科急诊临床知识和经验、一定的应急能力，熟练掌握各种抢救设备的使用方法和管理技术，还要动作迅速，思维敏捷，作风严谨，语言精练贴切，具有高度责任感和同情心，能够宽容患者并具有良好的自控力。

2.急诊科审美环境的营造　急诊的环境要更加"快"节奏，急诊科接治的多是突发性急、重症患者，一切医疗护理过程均以"急"为中心。所以急诊科的护理审美环境要以应急出发，保证流程最优，满足急诊服务"快""急"的特点，力求便捷、实用。急诊科标识必须醒目突出，便于就诊患者寻找。白天应有指路标志，夜间有指路灯标明急诊科位置，便于患者迅速到达。与手术室、检验科、重症医学科等科室相连接的院内紧急救治绿色通道标识也应当一目了然。应当有抢救患者优先的措施，给予家属恰当的心理护理。急诊科不仅要求医护人员有条不紊地工作以增加患者的安全感，还应适时对患者进行心理治疗和护理。

第四节　医学生审美活动的特征和美育的途径

一、医学生的爱美之心

爱美，懂美，擅美，传播美。现实生活中，许多美的事物往往能引起人们某种美的感受，正确认识审美心理和审美意识，有利于提高自身审美素质。审美修养又叫美感修养，是指通过审美知识的积累和审美实践培养来提高人们感受美、鉴赏美、创造美的能力的活动过程。重视审美修养，具有高水平的审美能力，可以改善人的形象思维和灵感思维，帮助领悟审美对象的深层内涵，铸造高层次的审美心理结构。

医学生有一定的审美能力十分重要，首先要有美感，也就是感受美的能力，共美性的能力要强。美感就是审美主体接触审美对象后引起的强烈的情感反应，是对美的一种认识。除具有一定的审美感受能力还要培训鉴赏美的能力，就是对审美对象的鉴别和评价的能力。是人们在感受审美对象的基础上进一步把握它的意蕴，对内容的感悟、理解和判断。科学的审美评判标准是在审美实践基础上总结出来的，与美的性质、特征相一致的，符合审美规律的尺度和原则。审美鉴赏实践又离不开美学基本知识，培养广泛的审美爱好和审美兴趣，并学会从中得到启发，悟出美学道理，从而掌握审美规律。

二、医学生审美活动的特征

1.具有完善的感官和健全的思维　这是医学审美能力最基本的物质条件。完善的感官，是指生理功能正常，为人化的而非动物的感官；健全的思维，指具有健全的大脑，能够进行理性活动的思维。

2.具有相应的医学审美能力　医疗实践中应具有综合考虑患者、健康社会人群的审美需求，运用美学、医学的原则，根据自身的审美经验，创造出新的医学审美对象。

3.具有亲身参加医学审美实践的经历　参与医学审美实践对医学审美主体形成医学审美观和医学审美理想、医学审美能力有直接的、决定性的作用。实践证明，医学审美实践经验丰富的人，其医学审美认识力和医学审美评价能力比医学审美资历浅的人要强。

三、医学生美育的途径

在教学过程中实施审美教育是学校美育的主要途径。这里所说的教学过程不是特指医学美育这门课的教学过程，而是泛指医学专业中一切基础理论课、实验实训课、临床教学见习和实习等内容广泛的教学过程。

（一）基础理论教学中的美育

在校期间的每门基础理论教学中，都可以渗透形象具体的审美教育。

1.从具体形象中发现美　美具有形象性、感染性、传播性，这是美的最显著的特征。美通过自身的感染力，吸引人们去接近它、感受它，给人以愉快的审美感受。在基础课教学中，教师应充分利用这一特点，将审美教育渗透到每一节课中。如精心制作充满美感的幻灯片、图片、表格、多媒体等教具，启迪学生的智慧，唤起灵感，激发审美情趣。这样能使学生更快、更好地理解掌握教学内容，并且可以在赏心悦目的教学过程中，受到美的熏陶，形成一定的审美感受力、审美鉴赏力。

2.在人体中感受美　作为医护美学的基本范畴，在各门专业课程教学中应得到充分体现。首先，人体美是一种和谐统一的整体美，体现在人体自身和整体与环境之间；人体的局部与整体；人体局部、躯体与心理之间和谐统一。基于对人体美的这种认识，在专业教学中注意引导学生重视人体与周围环境的互动作用，探索如何通过医学干预，实现人与环境的和谐，维护人体的健康美。其次，美的人体是健康的人体，这种健康包括人体生理的健康和心理的健康。专业课程教学中，应结合教学内容培养学生对人体美的认识，只有生理系统健全，且心理状态良好、情绪稳定、对自己有信心的人体，才是真正美的人体。

3.在社会实践中体会美　社会性是指美作为一种社会现象，与人们的实践活动有着十分密切的关系。它以实践的内容与成果取悦人，需要通过人们的各种行为表现出来，使我们能感受到它的美。功利性是指美与社会实践有着直接的联系，不能脱离社会实践。医护职业美不仅在于仪表、姿态等外在的形式美，而且在于一切的护理行为均应有利于患者的身心健康；在于医护对患者的关爱、理解、同情；在于崇高的职业道德和职业理想。这些社会形式的美，正是在医护专业教学中应不断渗透的基本观点。

（二）实验教学中的美育

医学院校的教学中，实验教学占有相当比重，日常实验氛围美感也是需要精心营造的。因此，精心设计实验教学，在实验教学中融入审美因素，是医学审美教育的又一重要途径。实验教学能促使医学生发展某些良好的心理品质，如敏锐的观察力、持久的注意力、精确的概括力，这些能力的培养也是医学美育所要达到的目的之一。应强调的是，每一次实验的完成过程都应该是严谨的、精确的、流畅的，只有这样才能使医护学生通过参与实验，体会到严谨精细的科学美和规范流畅的操作艺术美。

充满美感的实验教学过程，不仅能使医护学生在学习知识和技能的同时，获得审美感受力、审美鉴赏力和审美创造的欲望，而且由于医护学生在实验课中所获得的美感，反过来又增加学生对实验教学的兴趣，加深医护学生对知识技能的理解，加速熟练过程。

医护专业的实验课程很多时候需要模拟人的辅助，人与模型之间蕴含着丰富的医患、护患关系。实验教学中，应注意引导学生尊重模型人、爱护模型人，在操作过程中体现对患者良好的人文关怀，注重与患者之间的沟通，体验到一种真实的场景、进入角色，逐渐体会到医护活动中的真、善、美。

（三）临床教学中的美育

临床带教教师应是体现医护美的楷模，以身作则，为人师表，是学生模仿的对象，尤其对刚刚进入临床的医护学生来说更是如此。教师的仪表姿态、语言特征、工作态度、行为习惯、道德情操等无不在潜移默化中影响和感染着学生。一个举止端庄高雅、技术娴熟精湛、对患者充满爱心的带教教师，会在不知不觉中引导医护生树立高尚的职业道德，提高审美修养，使临床教学成为学校美育得以扩展和深化的场所。应努力为医护生营造美的实习环境，环境对人的影响是巨大的。病房的布局结构、绿化装饰、光线、音响、温湿度等符合美的要求，工作场所整洁悦目、物品摆放规范有序、人际关系和谐融洽，都是教学医院和病区应该努力达到的目标。将美学思想有效渗透到整体临床实践中，这要求医学生有广博的知识面、精湛的专业技术，能独立处理患者身心、社会、文化等多方面出现的各种各样的问题，促使其不断丰富、更新知识，体现了进取美。因此，临床带教一方面要指导医护生学会整体的医护工作程序和方法，另一方面要引导医学生认识整体临床实践中蕴含的美的因素，在对人进行诊疗的同时感受、运用、创造美。

（四）社会实践中的美育

社会实践活动中的美育形式是多种多样的，组织各种形式的课余活动，可为医护生体验美、创造美提供机会和场所。通过艺术的手段进行美育，内容丰富形式多样，能增强医学生对美的感受能力、鉴赏能力，而且能发展美的创造能力。还可以通过自然进行美育，自然是美育取之不尽的源泉，自然美千姿百态，变化无穷，是最易为医护生所接受的一种审美形式。与自然美接触，可以身临其境地感受到美的最质朴也是最丰富的形态，受到多方面的感染和熏陶。

除此以外，有目的、有计划地组织医护生参加各种校园和社会活动，使其在感受美、欣赏美的基础上，有机会参与美的创造和美的评价，这也是进行美育的平台。

第五节　医学生形象的塑造

什么是新时代的大学生面貌？当代大学生对美的追求方式有很多种，反映在对自身的要求上，第一个就是要建立美的形象。形象气质是人的第一印象，形象不只是一种外在的形式，它还表明自身的内涵，所以说这是极其重要的。大学生美的形象指的是表明大学生全部内涵的整体形象。一般说来，大学生美的形象由青春朝气、修养风度和聪慧高尚3方面构成，因为这3方面体现着大学生的整体特点，并具有代表性。

一、青春朝气

青春朝气是美好的象征，是精力充沛的青年的特点，也是当代大学生的典型特点。一个人是否有朝气，形体、姿态和表情上最为明显。

对人体的欣赏是最早出现的审美活动之一。我们从古代希腊的人体雕塑中可以看到人类对理想人体的热爱与赞美，人向往美，人欣赏美，是与生俱来的能力。无论是男性或女性，美的形体都是以人体各组成部分的协调比例为基础的，视觉上的表达，外在的形象冲击，都可以作为美来呈现。达·芬奇就曾经说过："美感完全建立在各部分之间神圣的比例关系上。"按现代审美观，人的胖瘦也有一定的标准，随着时代的改变，标准也会不一样。一般来讲，只有全身比例协调，胖瘦适度，肌肉分布适当，富有弹性和力度的人体才是真正美的人体，而这一点主要是通过健康的运动和锻炼获得的。

青年时期的大学生是美好的，花一样的年纪，代谢能力好，身体可塑性很强，再加上健康合理的运动，完全可以练就健美的形体，塑造理想体型。而健美的形体能使人充满朝气和活力，更加自信。

健美的形体与姿态动作是联系在一起的。俗话说"站有站相、坐有坐相"，就是强调应注意行为姿态。具体说，人们认为"立如松、坐如钟、卧如弓、行如风"是美的姿态。这种姿态表达了人的精气神，美的姿态动作使人充满着朝气和活力，但它不是与生俱来的，而是通过训练获得的，是人的文化修养和审美趣味的一种体现。青春朝气不仅是形体的健美与姿态的灵活，它还有更高的要求。那就是对生活、对工作、对他人、对周围一切的关心与注意，有探求与交流的愿望。而这些在人外形上的反映就是表情，好的表情对于人际交往十分重要。人们把眼睛称为心灵的窗户，原因就在于此。眼眸像星辰大海，饱含深情，好似说不断的连绵情谊。表情不仅使人具有青春朝气，而且让别人产生信任和接近的愿望，这也是事业成功的基础。作为大学生，在建立自己青春朝气的形象时，不要忽视表情的作用。

二、修养风度

修养风度也应该是大学生必有的良好品格。好的修养让大学生形象气质兼备，因为修养风度完全是在生活实践中培养形成的，是知识、能力、涵养的总特征。它主要表现在仪表、礼节和谈吐上。

1.仪表　首先是人的外貌。仪表的美，在外要表达干净整洁，在内主要是心灵美，在于培养自己善良、诚实、谦虚、质朴的品格。仪表可以按着自己的意愿去创造，是表现修养的重要因素。

2.礼节　作为人们社会活动中的行为规范，是文化的一个组成部分，是社会文明的标志。人的言谈举止是否合乎礼仪，显示出内在文化修养的高低，彬彬有礼的人总有一种高雅的气质和"绅士风度"。作为大学生，要熟悉一般的交际活动，如初次见面、聚会、赴宴、祝贺、送礼、探病、访友等方面的礼节，并能在各种活动中得体地运用。以交谈为例，交谈中的礼节礼貌主要有3点：首先，谈话时态度要诚恳、自然、大方，言语要亲切和气，表达清晰得体，双方要集中精力，互相正视，耐心听取对方谈话，不要轻易打断对方话头或随便插话，也不要指手画脚。其次，要注意区分交谈对象，分别予以相应的礼节。男女之间交谈要文雅，不开过分的玩笑，注意距离。再次，交谈中出现意见不一致时，要保持冷静，或回避话题，或以委婉、商量的口气说出自己的意见。如果能以幽默、机智的话语表明自己的看法又不至于失礼，那就是最理想、最高风度的了。

3.谈吐　高雅的谈吐，用词得体优美，内容丰富广博，具有巨大的吸引力，最能显示人的修养风度。作为大学生，除了专业学习，还需要广泛涉猎各方面知识，开阔视野，拓展思路，增加学识智慧的厚度，从而使自己的言谈逐步高雅机智，表现出良好的修养风度。

三、聪慧高尚

聪慧高尚是指大学生才智、理想、人格、情操在行为举止中的展现，它体现了社会公认的美好精神价值，构成了大学生美的形象的深刻内涵。智慧和才能构成大学生美的形象，智慧和才能虽然不是天生的，但可以通过学习和积累来补齐不足。而且智慧和才能并不局限于专业知识，它会内在转化。也就是说，人的一切智慧、才能、力量、技巧，必须相结合，才能焕发出美的光芒，而这种结合的关键，便是人生目标、人生理想的树立。伟大的人生目标和理想加上智慧和才能使人的一生更有价值和意义。伟大的人生目标和理想，还会使人具有高尚的人格和美好的情操。人们都喜欢谦虚的人，因为谦虚的人对自己有一种永不满足的要求，能够不断地完善自身，又总能看到别人的长处，尊重别人，因此能够在人与人之间建立一种亲切谦和的关系，也更容易做到团结友爱。

青春朝气、修养风度、聪慧高尚是大学生美的形象的主要构成成分，也是人体美的气质的表现。当前我们已跨入新时代，把自己培养成为一个真正美的大学生，真正美的现代人，是时代对每一位大学生寄予的重托与厚望。

第六节　美育与医学美育

一、审美教育

（一）审美教育的内容

审美教育，又称"美感教育"，简称"美育"，是现代教育不可缺少的重要组成部分。审美教育是以培养和提高人们对自然和社会以及文艺作品的审美感受能力、鉴别能力、欣赏能力和创造能力，帮助人们树立崇高的审美理想、正确的审美观念和健康的审美情趣为最基本任务展开的，最终让人们能热爱真、善、美，变得文明、高尚、积极，得到身心的全面发展和成长。审美教育是培养人们感受美、认识美、鉴赏美、创造美的能力的教育。美育采用形象直观的方式，引导人们投入美的欣赏和美的创造，造成思想感情上的激荡和共鸣，使人们在审美享受的愉悦中受到潜移默化的教育。审美教育从实质上说是通过对美的事物和现象的感知、感受、感动而进行的教育。美育是一种与美的感受相结合的、有教育作用的思维活动，它不只是感官上、生理本能上的快适，还必须是理智上、心灵上的欢愉。因此，美感教育是通过对美的认识和理解而起作用的。从美的认识中产生这样的愉悦感觉称为美感。人们在美的满足中得到愉快，获得美的享受，同时也就在美的愉悦中受到特殊的、积极的教育。

（二）审美教育的性质

审美教育就其基本属性来说，是一种情感教育。在我国古代美学理论中，对于情感教育的特性也有些阐述。《乐记》中《论乐》就是从情的角度出发的，乐的存在正是为了满足人的情感需要，乐的功能也是为了作用于人的情感。在审美活动中，审美对象和审美欣赏者不受外在的、功利关系的制约，而是处在一种自由的、超脱的审美关照之中。审美对象蕴含的审美力量，激起审美欣赏者的心理活动，调动起审美欣赏者的感知、情感、想象和理解的能力，去领悟审美对象，从而产生了美感。这种美感是一种理智的满足和心灵的愉悦。

审美教育作为一种独特的教育方式，与智育、体育、德育有着相互渗透、相辅相成、相互促进的关系。它们的目标一致，都是培养人，使人得到全面发展；德育、智育、体育都不同程度地包含美育因素，而美育也渗透着德育、智育和体育因素。然而，美育又不能从属于德育、智育和体育。美育的特点及其内容是其他三育所不能代替的。为了培养全面发展的人才，美育必不可少。通过有效的教育手段，引导人们正确地进行审美活动，只有这样才会涌现出心理结构完美、个性和谐、情操高尚、全面发展的人才。

二、医学审美教育与修养

（一）医学审美教育

1.医学审美教育的概念 医学审美教育，即医学美育，是医学审美和教育的融合。医学的美育活动，既是一种医学审美活动又是一种教育活动，二者兼而有之。具体地讲，医学美育是指在医学美学思想和理论的指导下，以美的事物为材料和工具，通过各种形式的审美活动来激发和美化医护人员的情感体验，提高他们在医疗实践中感受美、鉴定美和创造美的能力的过程，达到全面发展的目的。由于医学美学是医学与美学相结合的产物，因此，医学审美教育与一般审美教育存在普遍性与特殊性的关系。一方面，医学美育是一般美育理论在医学领域的运用，其内容方法形式都离不开普通教育的指导；另一方面，由于医学的职业特殊性、研究对象的特定性（主要是医护人员和医护学生），使医学审美教育有自己独特的理论体系、实践方法和操作规程。

医学审美教育对造就医护人员健全的心态，激活他们的创造力，有极为重要的意义。下面我们从以下几个方面来分析。

（1）美育所陶冶的高尚情操 是道德、人格完美的必备条件。

当今社会，医护人员在市场经济的洪流中，价值取向很容易发生偏差，一些丑恶的东西不可避免地会侵蚀医务人员的良知。为社会培养大批医德医风高尚，心灵美好的医护人员是医学院校的责任。医学审美教育大大有助于医德教育的实现。因为抽象的法律、道德条文往往只诉之于人的理智，一般并不诉之于人的情感。告诉人们举止、行动、思想必须符合社会道德行为标准和客观社会价值，毕竟太刻板、太严肃。要让人们自觉地遵守这些道德条文，还必须诉诸情感。因而医学审美教育对高尚道德情操的陶冶，对完美人格的确立具有重要意义。

（2）美育所造就的智力完善 是培养创造型人才的必要一环。

美育造就的智力完善与人脑的特点和美的特点是分不开的。人的大脑左半球与右半球各司其职。其中左半球以管理语言为主，即抽象思维；右半球以管理音乐图形为主，即形象思维。正因如此，如果片面发展抽象思维而不同时发展形象思维，就可能使大脑左、右两半球不平衡。而审美教育对于大脑左右两个半球的平衡、协调就大有好处。美育不仅仅是一种情感，人们对美的追求所激发的热情，还是科学创造的动机之一。医学审美的最终目的不能仅停留在感受和鉴赏的水平上，而在于创造医学美的形象，只有通过医学美的创造，才能推动医学科学的发展。凡是抱有理想、富有探索精神、具有坚强意志的人，一般都具有高尚的情操和为真理献身的巨大热情。很多科学家身上所具有的这种创造激情，有时可以达到非常强烈的程度，使他们可以为之忍受巨大的痛苦和不幸，为之终生奋斗而在所不惜。

2.医学审美教育的主要任务 医学审美教育的任务是以美学基本知识和理论武装学生，帮助学生树立正确的医学审美观，培养其对美的感受能力，提高对医学美尤其是医学人体美的鉴别、欣赏、理解、判断和创造能力。

（1）建立正确的医学审美观 所谓审美观，就是人们对客观世界的审美把握，是人们对于美和丑的总的看法。审美观是世界观的一个组成部分，有什么样的世界观，就有什么样的审美观，它是人的世界观在审美实践中的具体体现。树立正确的审美观是医学审美教育的根本任务。作为当代大学生，要树立正确的审美观，必须从学习马克思主义审美理论入手，掌握美学基础知识和基本理论，通过各种审美活动，尤其是对多种艺术形式的审美活动，引导学生体验、认识理解从具体审美对象中体现出来的美。正确而健康的审美观，是医学审美的基础。

（2）培育医学美的感受能力 医学美的感受能力，是指感官对美感的敏锐程度。只有敏锐地感受到美，才能谈得上鉴赏美和创造美。医学美育的重要任务就是引导医护人员在审美实践中，培养和提高对美的感受能力。美的生动形象，决定人的审美活动是用形象思维的方法去把握和领悟它，这种直观形象的心理活动，就是审美感受力的表现。看个人的审美感受能力的敏锐与否，主要是看他能否发现此物区别于彼物的独特之处。有了独特的感受和发现，才能真正领悟美。马克思指出，人类在社会实践活动中，直接接触美的事物，进入美的境界，以激起对美的爱好和兴致。这一原则是培养和提高审美感受能力最基本、最重要的原则。

（3）提高医学美的欣赏和创造能力　对美的欣赏能力，是指对美、丑的分辨能力和对美的性质程度的区分能力。培养医护人员对美的欣赏能力是医学审美教育的又一重要任务。医护人员要提高对医学美的鉴赏能力，在医事活动中要善于观察、分析、比较、总结，日积月累，才能使自己对医学美的鉴赏能力不断提高。医学美的欣赏能力是对医学美的形式内容及社会意义的整体把握和审美评价能力。这种能力可使人们透过医学美的外在形式去领悟其中的内涵，从而达到高层次的审美境界。例如对医生品德风度、技术的欣赏，不应仅停留在浅表的感性形式上，而要透过它们去欣赏医务工作者精湛的医术、渊博的学识、高尚的情操、文明的风度，从而进一步理解医学事业救死扶伤、悬壶济世的高尚意义。因此，提高医护人员的文化知识水平和美学修养是培养医学美鉴赏能力的必经途径。

（二）医学审美修养

1.医学审美修养的概念　"修养"是一个古老概念，一般包含两方面意思：一是指人在某个方面所进行的学习、锻炼的过程和功夫；二是指通过学习、锻炼之后在这方面所达到的水平。修养是我国教育的一个优良传统。从中国传统文化和用语角度去考虑，它主要是指人格、道德学问的锻炼培养等。良好的修养是立身之本。在人生过程中，自我修养有助于提高人的智力因素、道德因素、意志因素，塑造出高尚人格。医学审美修养是医护人员的修养内容之一，是指医护人员通过学习医学美学理论和参加各种审美实践活动，进行自我教育、自我锻炼、自我改造和自我涵养的过程，以及由此而形成的审美意识、审美能力、审美创造、审美品质和审美情趣等水平。

2.医学审美修养的主要任务

（1）建立正确的审美观　正确的审美观十分重要，人们对世界真、善、美3方面的认识，分别构成真理观、伦理观和审美观。其中审美观是人在审美实践活动中形成的关于美、审美美感、美的创造等问题的基本观点，是从审美的角度对客观事物进行判断和评价的原则体系。审美观主要包括审美理想、审美情趣、审美评价等，其中最重要的是审美标准，即人们在审美活动中衡量和评价客观对象美丑及审美价值高低的尺度和原则。

（2）提高医学审美能力　审美能力也是可以被感染、激发和培养的，审美能力是指人们在审美实践中发现、感受、欣赏判断、评价美的能力，主要包括审美感受力、审美鉴赏力和审美创造力。医学审美感受力的培养，是指培养医学生有正确的、敏锐的医学审美感知。医学审美鉴赏力的培养，是指培养医学生对审美对象的美丑识别，包括对审美对象的审美性质的深刻理解和评价。一般包含两方面内容：①区分事物美、丑的能力，分清美丑；②识别事物的审美特征、范畴程度、类型的能力。医学审美创造力的培养，是指培养医学生能按照美的规律去创造新事物、新生活的能力。医学审美教育的根本，不仅要培养医务人员和医学生发现美、热爱美、鉴赏美的能力，而且要激发人们追求美、创造美的能力。

（3）塑造完美人格　人格是可以塑造和培养的，如果说树立正确的审美观是医学教育的首要任务和内容，提高医学审美能力是医学美教育的基本内容，那么促进医务人员和医学生的综合素质提高、塑造完美的人格则是医学美的最核心内容。所谓完美人格是指人能得到全面、自由、和谐的发展。

答案解析

目标检测

1.医护学生的审美活动的特征有哪些？

2.医学审美教育的任务有哪些？

3.为什么医学审美教育对造就医护人员健全的心态，激活他们的创造力，有极为重要的意义？

（张　薇）

书网融合……

本章小结

参考文献

［1］吴景东.医学美容学导论[M].北京：中国中医药出版社，2006.

［2］王晓莉，徐贤淑.护理美学基础[M].北京：人民卫生出版社，2018.

［3］彭庆星.医学美学导论[M].北京：人民卫生出版社，2002.

［4］孙乐栋.医学美学[M].北京：科学出版社，2017.

［5］周红娟.医学美学[M].3版.北京：人民卫生出版社，2019.

［6］周世斌.音乐欣赏[M].重庆：西南师范大学出版社，2010.

［7］杨燕迪.音乐欣赏[M].北京：人民音乐出版社，2014.

［8］李中会.影视鉴赏[M].北京：北京师范大学出版社，2015.

［9］吴贻弓，李亦中.影视艺术鉴赏[M].北京：北京大学出版社，2004.

［10］朱培科，王海英.舞蹈鉴赏[M].广州：暨南大学出版社，2019.

［11］曹耿贤.舞蹈鉴赏[M].西安：陕西人民出版社，2014.

［12］路应昆.戏曲欣赏[M].北京：高等教育出版社，2018.

［13］王成来.戏曲鉴赏[M].西安：陕西人民出版社，2014.

［14］张子泉.文学欣赏[M].北京：清华大学出版社，2018.

［15］王先霈，王耀辉.文学欣赏导引[M].北京：高等教育出版社，2014.

［16］陈元贵.大学美育十讲[M].合肥：安徽文艺出版社，2010.

［17］仇春霖.大学美育.[M].2版.北京：高等教育出版社，2005.

［18］黄高才.大学美育[M].北京：北京大学出版社，2018.

［19］崔晋文.思想政治教育中的美育问题研究[M].武汉：武汉大学出版社，2021.